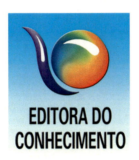

Auxiliando a humanidade a encontrar a Verdade

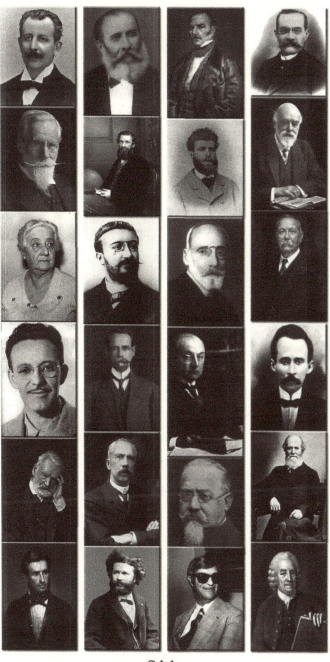

Série
Memórias do Espiritismo

Fotos e ilustrações da página anterior (de cima para baixo, a partir da esquerda):
Gabriel Delanne, Bezerra de Menezes, Allan Kardec, Leon Denis; William Crookes, Alfred Russel Wallace, Alexander Aksakof, Oliver Lodge; Yvonne do Amaral Pereira, Alfred Binet, Ernesto Bozzano, Arthur Conan Doyle; Hercílio Maes, Caibar Schutel, Gustavo Geley, Eurípedes Barsanulfo; Victor Hugo, Charles Robert Richet, Cesare Lombroso, Pierre Gaetan Leymarie; Andrew Jackson Davies, Camille Flammarion, Francisco Cândido Xavier, Emanuel Swedenborg.

Reconhecemos a ausência de inúmeros expoentes do espiritismo nesta galeria de imagens. Em razão do limitado espaço, escolhemos apenas algumas personalidades ilustres para representar todos aqueles que gostaríamos de homenagear.

# Memórias e Aforismos

© 2019 – Conhecimento Editorial Ltda

## Memórias e Aforismos

*Mémoires et Aphorismes de Mesmer*
FRANZ ANTON MESMER

Todos os direitos desta edição reservados à
CONHECIMENTO EDITORIAL LTDA.
Rua Prof. Paulo Chaves, 276 – Vila Teixeira Marques
CEP 13485-150 — Limeira — SP
Fone/Fax: 19 3451-5440
*www.edconhecimento.com.br*
*vendas@edconhecimento.com.br*

Nos termos da lei que resguarda os direitos autorais, é proibida a reprodução total ou parcial, de qualquer forma ou por qualquer meio — eletrônico ou mecânico, inclusive por processos xerográficos, de fotocópia e de gravação — sem permissão por escrito do editor.

Tradução: Luiz Gustavo Oliveira dos Santos

Projeto gráfico: Sérgio Carvalho
Ilustração da capa: Banco de imagens

ISBN 978-85-7618-472-0
1ª Edição – 2019

• Impresso no Brasil • Presita en Brazilo

Produzido no departamento gráfico da
Conhecimento Editorial Ltda
*grafica@edconhecimento.com.br*

---

Dados Internacionais de Catalogação na Publicação (CIP)
Angélica Ilacqua CRB-8/7057

---

Mesmer, Franz Anton
  Memórias e Aforismos, com notas / Franz Anton Mesmer — tradução de Luiz Gustavo Oliveira dos Santos – Limeira, SP : Editora do Conhecimento, 2019.
  216 p. (Série Memórias do Espiritismo) (Catálogo Racional)

ISBN 978-85-7618-472-0

Título original: *Mémoires et Aphorismes de Mesmer*

1. Magnetismo animal 2. Cura pelo magnetismo 3. Mesmerismo 4. Espiritismo 5. Medicina - História 6. Mesmer, Franz Anton, 1734-1815 I. Título II Santos, Luiz Gustavo de Oliveira dos

19-0707                             CDD – 154.72

Índices para catálogo sistemático:
1. Magnetismo animal

Franz Anton Mesmer

# MEMÓRIAS E AFORISMOS
## COM NOTAS

Tradução
LUIZ GUSTAVO OLIVEIRA DOS SANTOS

# MÉMOIRES ET APHORISMES DE MESMER,

## AVEC DES NOTES;

PAR

## J.-J.-A. RICARD,

Professeur de Magnétisme animal.

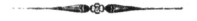

## PARIS.

### GERMER BAILLIÈRE, LIBRAIRE-ÉDITEUR,

17, RUE DE L'ÉCOLE-DE-MÉDECINE.

## 1844.

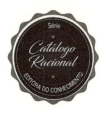

## SÉRIE MEMÓRIA DO ESPIRITISMO

- *A Alma é Imortal* (Gabriel Delanne)
- *A Crise da Morte* (Ernesto Bozzanno)
- *A Evolução Anímica* (Gabriel Delanne)
- *As Forças Naturais Desconhecidas* (Camille Flammarion)
- *A Razão do Espiritismo* (Michel Bonnamy)
- *Os Dogmas da Igreja do Cristo* (Apollon Boltin)
- *O Espiritismo na Bíblia* (Henri Stecki)
- *O Espiritismo Perante a Ciência* (Gabriel Delanne)
- *O Espiritismo Perante a Razão* (Valentin Tournier)
- *O Gênio Celta e o Mundo Invisível* (Léon Denis)
- *O Mundo Invisível e a Guerra* (León Denis)
- *O Problema do Ser e do Destino* (León Denis)
- *Pesquisas Sobre a Mediunidade* (Gabriel Delanne)
- *Por que a vida?* (Léon Denis) - no prelo
- *Povos Primitivos e Manifestações Paranormais* (Ernesto Bozzano)
- *Socialismo e Espiritismo* (Léon Denis)
- *Tratado de Metapsíquica* - Vol. 1 (Charles Richet)
- *Tratado de Metapsíquica* - Vol. 2 (Charles Richet)
- *Urânia* (Camille Flammarion)

## SÉRIE MAGNETISMO, A FORÇA DA VIDA

- *A Arte de Magnetizar* (Charles Leonard Lafontaine)
- *Cartas Ódico-Magnéticas* (Barão de Reichenbach)
- *O Magnetismo em Oposição à Medicina* (Barão Du Potet Sennevoy)
- *Os Eflúvios Ódicos* (Barão de Reichenbach)
- *Tratado Completo de Magnetismo Animal* (Barão Du Potet Sennevoy)

SÉRIE CATÁLOGO RACIONAL

- *A Arte de Magnetizar* (Charles Leonard Lafontaine)
- *Cartas Ódico-Magnéticas* (Barão de Reichenbach)
- *Os Dogmas da Igreja do Cristo* (Apollon Boltin)
- *O Espiritismo Perante a Razão* (Valentin Tournier)
- *O Espiritismo na Bíblia* (Henri Stecki)
- *O Evangelho Segundo o Espiritismo* (Allan Kardec)
- *O Que é o Espiritismo?* (Allan Kardec)
- *A Razão do Espiritismo* (Michel Bonnamy)
- *Tratado Completo de Magnetismo Animal* (Barão Du Potet Sennevoy)
- *A Realidade dos Espíritos* (Barão de Guldenstubbé)
- *Memórias e Aforismos* (Franz Anton Mesmer)

# Sumário

Sobre a *Série Catálogo Racional* .................................................. 11
Apresentação à edição brasileira .................................................. 15
Comentários de Allan Kardec ...................................................... 18
Comentários de Léon Denis .......................................................... 23
Opiniões de autores espiritualistas ............................................... 26

### Memórias e Aforismos de Mesmer
Senhor doutor, ................................................................................ 31
Prefácio de J. J. A. Ricard, de 1844 ............................................. 35

### Memórias de Mesmer
*Primeira memória*, impressa em 1779 ........................................ 39
Aviso ao leitor ................................................................................ 39
Memória sobre a descoberta do magnetismo animal ................. 41

*Segunda memória* de Mesmer, impressa no ano VII ................. 69
Preâmbulo ....................................................................................... 69
Memória de F. A. Mesmer, sobre suas descobertas .................... 72

### Aforismos de Mesmer
Capítulo I – Princípios ................................................................. 109
Capítulo II – Da coesão ............................................................... 116
Capítulo III – Da elasticidade ..................................................... 117
Capítulo IV – Da gravidade ........................................................ 119
Capítulo V – Do fogo ................................................................... 121
Capítulo VI – Do fluxo e do refluxo .......................................... 122

Capítulo VII – Da eletricidade ................................................. 124
Capítulo VIII – Do homem ........................................................ 125
Capítulo IX – Das sensações .................................................... 129
Capítulo X – Do instinto ............................................................ 131
Capítulo XI – Da doença ........................................................... 134
Capítulo XII – Da educação ...................................................... 136
Capítulo XIII – Teoria dos procedimentos ............................... 138
Capítulo XIV – Observações sobre as doenças nervosas e sobre a extensão dos sentidos e as propriedades do corpo humano... 141
Capítulo XV – Procedimentos do magnetismo animal ............ 149
Capítulo XVI – Noções gerais sobre o tratamento magnético .. 158
Capítulo XVII – Das crises ........................................................ 163

**Carta de um médico**, aluno de Mesmer, para fazer sequência aos Aforismos ............................................................................ 167

**Procedimentos de Sr. D'Eslon** ............................................. 189

**Apêndice** – Comunicações do Espírito Mesmer na *Revista Espírita*, de Allan Kardec ........................................................ 197

**Índice analítico** ..................................................................... 203

# Sobre a Série Catálogo Racional

Fora das obras fundamentais da Doutrina Espírita, existe um grande número de livros, tanto antigos quanto modernos, úteis ao complemento desses estudos, e que são ignorados, ou sobre os quais faltam informações necessárias para obtê-los. É visando preencher esta lacuna que a *Livraria Espírita* foi fundada. (Allan Kardec, *Revista Espírita*, abril de 1869.)

Nesse parágrafo, é anunciada a motivação da fundação da *Livraria Espírita* em 1869, que seria criada a partir do *Catálogo Racional* de obras selecionadas por Allan Kardec; o *Catálogo* passaria a acompanhar os números da *Revista* enviados, desde então, aos assinantes e interessados. A **EDITORA DO CONHECIMENTO**, tendo em vista realizar o projeto de Allan Kardec de tornar públicos esses livros "úteis ao complemento dos estudos" espíritas, lança, neste ano, a *Série Catálogo Racional*, que reunirá, pouco a pouco – a partir de esforço de pesquisa e tradução aberto à colaboração –, as obras listadas em 1869 (as quais são, em grande parte, infelizmente ignoradas ou difíceis de ser acessadas ainda em nossos dias).

A importância dessas obras recomendadas pelo eminente Codificador pouco antes de seu desencarne está ligada à *formação de espíritas esclarecidos*, como se observa a partir da seleção bibliográfica do seu *Catálogo Racional*. Kardec aí não inseriu somente obras de cunho espírita; algumas apenas tocam em assuntos comuns ao Espiritismo, outras, inclusive, são frontalmente contrárias à doutrina. Com isso, ele desejava promover a "fé raciocinada", uma marca indelével do Espiritismo, em todos os indivíduos que lhe aderissem, ou que apenas se interessassem pela maneira espírita de pensar.

Assim, ele indicou, nesse *Catálogo*, algumas obras *científicas*, a fim de munir os leitores de um *grande cabedal de fatos* de ordem espiritual, bem documentados e explicados por distintas correntes científicas. Também incluiu profundas obras *filosóficas*, visando apresentar diversas e firmes argumentações, pró e contra as visões doutrinárias, e familiarizar os leitores na *prática da dialética*, do *entendimento racional dos princípios*, permitindo, assim, a *assimilação das razões* da doutrina. Acrescentou, ademais, obras *teológicas*, ou de *comentário religioso* (da Bíblia ou de outras tradições sagradas), trazendo *interpretações variadas das revelações*, umas mais, outras menos de acordo com o Espiritismo. (Também conta com obras artísticas, romances etc.) Após essas leituras recomendadas, o espírita terá exercitado a *apropriação do saber* doutrinário; *estará capacitado a trafegar racionalmente entre os diversos pontos de vista*, analisando profundamente as razões de cada um, já bem absorvidos e sedimentados, para, enfim, construir *em si* o edifício teórico e moral que pautará seus pensamentos, sentimentos e realizações no decorrer da estada terrestre. Kardec fez esse esforço final de *complementação* da doutrina para que, ao menos aqueles que se denominem espíritas, não lancem mão de uma fé cega, sem exame e dependente de "autoridades", mas que *todos sintam pessoalmente a autonomia da crença, a força dos argumentos e a solidez dos fatos*, proporcionados pela *fé raciocinada, a única inabalável* e capaz de firmar nossos passos na jornada do aperfeiçoamento.

Contamos com a simpática acolhida dos leitores espíritas para esta iniciativa da **EDITORA DO CONHECIMENTO**, com o lançamento da *Série Catálogo Racional*, em prol do resgate documental de várias obras, chamadas por Allan Kardec, aliás, de "*complementares da doutrina*"; um verdadeiro tesouro doutrinário.

Qualquer colaboração com este projeto (tradução de outras obras, ou comentários sobre traduções realizadas) será bem vinda. Todas as obras do *Catálogo Racional* de Allan Kardec, certamente, merecem vir à luz e ser meditadas pelos interessados no Espiritismo ou na ciência e filosofia espiritualistas.

Luiz Gustavo Oliveira dos Santos
Brasília-DF, 18 de setembro de 2018.

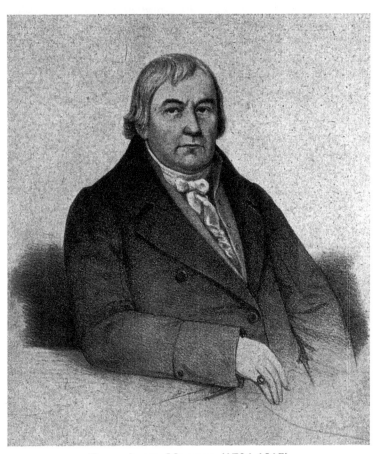

Franz Anton Mesmer. (1734-1815)

# Apresentação à edição brasileira

Apresentamos, neste volume, os trabalhos que expõem com mais profundidade e amplitude a doutrina do *magnetismo animal*, de Mesmer. O primeiro deles, *Memórias*, considerado como a obra principal de Mesmer, foi escrito para narrar e documentar sua descoberta do magnetismo animal, ao mesmo tempo em que faz a apresentação da sua teoria. O segundo, como informa a 1ª edição de 1875, compõe-se de aforismos, ditados por Mesmer a uma assembleia de discípulos seus, "nos quais se encontram os seus princípios, a sua teoria e os meios de magnetizar"; este foi publicado por seu discípulo "Sr. Caullet de Veaumorel, médico da Casa de Monsieur". Apesar de o próprio Mesmer não haver autorizado sua publicação, *Aforismos* se tornou uma das mais detalhadas e importantes obras sobre os ensinos do pai do magnetismo animal, onde se encontra completo o corpo de sua doutrina. Em seguida a estes dois escritos, vêm a *Carta de um Médico para fazer sequência aos Aforismos* e, por último, os *Procedimentos do Sr. D'Eslon*, que, com observações práticas e teóricas, complementam os métodos de Mesmer e desenvolvem sua teoria magnética. O conjunto destes textos interessa, assim, tanto aos *médicos*, aos *estudiosos do magnetismo animal* e da *história da Medicina*, quanto aos *espiritualistas em geral* e, sem dúvida, aos *espíritas*.

Esta tradução foi feita a partir da edição organizada e anotada por J. J. A. Ricard, professor de Magnetologia, datada de 1844 e incluída em seu livro *Physiologie et hygiène du magnetiseur* (*Fisiologia e higiene do magnetizador*), mantendo todas as suas notas. Tal edição se encontra disponível para consulta pública e gratuita no site *Gallica*, da Biblioteca Nacional da França. Fizemos esta tradução seguindo a indicação de Allan Kardec no *Catálogo Racional para se Fundar uma Biblioteca Espírita*, seção III, "Magnetismo", onde se encontra indexado: "*Mesmer. Memórias e Aforismos, seguidos dos procedimentos de d'Eslon*". Como é nosso costume, traduzimos os textos franceses o mais literalmente possível. Escritos de autores proponentes de doutrinas inovadoras, como é o caso deste, comumente apresentam neologismos próprios, exigindo, na tradução, um esforço de adaptação da linguagem e forçando, às vezes, explicações para a escolha de certos termos, o que fizemos em notas, quando necessário.

Como observava Allan Kardec (*Revista Espírita*, mar. 1858), já, em sua época, havia uma divisão entre os magnetistas: de um lado, estavam aqueles "que não admitem ainda a existência, ou pelo menos a manifestação dos Espíritos: acreditam poder tudo explicar só pela ação do fluido magnético"; de outro, os que entendiam ser o magnetismo um dos mais eficazes meios para se demonstrar a existência de um agente incorpóreo no homem, isto é, a alma ou o Espírito. Devido à atuação destes últimos, muitos espiritualistas vieram a se servir das experiências magnéticas para defender e demonstrar seu ponto de vista. O Espiritismo também aderiu à teoria magnética e se apoiou sobre diversas conclusões mesmerianas, desenvolvidas por eminentes magnetistas posteriores, como Puységur, Lafontaine e Du Potet. Allan Kardec foi, como ele próprio escreve, um estudioso da "ciência magnética, ciência que nós mesmos professamos há 35 anos" (*Revista Espírita*, jun. 1858). Somos informados de que, em 1869, "a morte o surpreendeu no momento em que, com a sua infatigável atividade, trabalhava em outra obra, sobre as relações entre o Magnetismo e o Espiritismo (*Obras Póstumas*, "Discurso de Camille Flammarion"). Quanto seria valiosa para nós essa obra, sucessora de *A Gênese*, que Kardec não chegou a escrever... Não obstante, pelos comentários dele, de Léon Denis e de eminentes espiritualistas, citados adiante, pode-se ver o quanto o magnetismo é essencial para o estudo do Espírito. A leitura desta publicação, autobiográfica, em parte, permitirá ao leitor conhecer os principais pontos da vida e da obra de F. A. Mesmer. Ademais, aos interessados em conhecer com maior profundidade o autor e a recepção que suas produções tiveram posteriormente, recomendamos o excelente livro *Mesmer, a ciência negada*, de Paulo Henrique de Figueiredo. Desejamos que a presente publicação inspire o entendimento dos médicos e acadêmicos para a, ainda hoje, inovadora teoria magnética de Mesmer, que tantos benefícios tem feito a doentes submetidos aos seus procedimentos e que oportuniza conclusões metafísicas ampliadoras dos limites da existência humana. Aos espíritas e espiritualistas, este livro apresenta métodos sobre os quais repousa a demonstração do princípio espiritual, a partir dos fenômenos da extensão dos sentidos pelo sonambulismo, o êxtase, a dupla vista etc.; também fornece o arcabouço conceitual da teoria fluídica apropriada ao magnetismo, explicitando e aplicando os conceitos de fluido universal, de fluido vital etc. Além disso, estabelece as bases dos procedimentos de tratamento espiritual praticados ainda em nossos dias, como os passes magnéticos e, até mesmo, o poder das preces, pelo direcionamento das correntes fluídicas efetuado pela vontade. Enfim, diversos fenômenos espíritas, mediúnicos, como certas curas, a fluidificação da água e de outros materiais, a influência da intenção sobre os fluidos e, consequentemente, sobre o corpo, entre outros fatos interessantes, são indissociáveis do magnetismo e por ele são esclarecidos, conforme o testemunho do próprio Allan Kardec, citado abaixo. Não há dúvida de que encontrará lugar de destaque, entre os leitores atuais, a obra principal daquele que foi o pai da ciência magnética.

*O tradutor*: Luiz Gustavo Oliveira dos Santos
Brasília-DF, 05 mar. 2019.

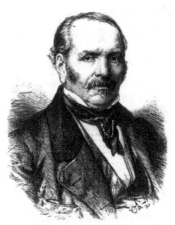

## Comentários de Allan Kardec
sobre a importância do magnetismo para o Espiritismo

Quanto a Mesmer, é preciso estar bem pouco ao corrente do que se passa, para ignorar que o magnetismo está mais difundido do que jamais o foi, e que é hoje professado por notabilidades científicas. (*Revista Espírita*, novembro de 1863.)

...

O Espiritismo e o magnetismo nos dão a chave de uma multidão de fenômenos sobre os quais a ignorância bordou uma infinidade de fábulas, onde os fatos são exagerados pela imaginação. O conhecimento claro dessas duas ciências, que, por assim dizer, são apenas uma, mostrando a realidade das coisas e sua verdadeira causa, é o melhor preservativo contra as ideias supersticiosas, porque mostra o que é possível e o que é impossível, o que está nas leis naturais e o que é uma crença ridícula. (*O Livro dos Espíritos*, parte II, cap. IX, questão 555.)

...

"O magnetismo é uma das maiores provas do poder da fé posta em ação; é pela fé que ele cura e produz esses fenômenos estranhos que, outrora, eram qualificados de milagres." (...) Um Espírito Protetor, Paris, 1863. (*O Evangelho segundo o Espiritismo*, cap. XIX, item 12.)

Ao lado da medicação ordinária, elaborada pela ciência, o magnetismo nos fez conhecer o poder da ação fluídica; depois, o Espiritismo veio nos revelar uma outra força na *mediunidade curadora* e na influência da prece. (*O Evangelho segundo o Espiritismo*, cap. XXVIII, item 77.)

## O Magnetismo e o Espiritismo

Quando apareceram os primeiros fenômenos espíritas, algumas pessoas pensaram que essa descoberta (se a ele se pode aplicar esse nome) ia dar um golpe fatal no magnetismo, e que ocorreria com ele como com as invenções, nas quais a mais aperfeiçoada faz esquecer sua antecessora. Esse erro não tardou a se dissipar, e se reconheceu prontamente o próximo parentesco dessas duas ciências. Todas as duas, com efeito, baseadas sobre a existência e a manifestação da alma, longe de se combater, podem e devem se prestar um mútuo apoio: elas se completam e se explicam uma pela outra. Seus adeptos respectivos diferem, no entanto, sobre alguns pontos: certos magnetistas[1] não admitem ainda a existência, ou pelo menos a manifestação dos Espíritos: acreditam poder tudo explicar só pela ação do fluido magnético, opinião que nos limitamos a constatar, reservando-nos discuti-la mais tarde. Nós mesmos a partilhamos no princípio; mas devemos, como tantos outros, render-nos à evidência dos fatos. Os adeptos do Espiritismo, ao contrário, são todos aliados ao magnetismo; todos admitem sua ação e reconhecem nos fenômenos sonambúlicos uma manifestação da alma. Essa oposição, de resto, enfraquece-se de dia em dia, e é fácil prever que o tempo não está longe em que toda distinção terá cessado. Essa diferença de opinião não tem nada que deva surpreender. No início de uma ciência, ainda tão nova, é muito simples que cada um, encarando a coisa sob o seu ponto de vista, dela se tenha formado uma ideia diferente.

---

[1] O magnetizador é aquele que pratica o magnetismo; magnetista se diz de qualquer que adote os seus princípios. Pode-se ser magnetista sem ser magnetizador; mas não se pode ser magnetizador sem ser magnetista.

(...) O magnetismo preparou as vias do Espiritismo, e os rápidos progressos desta última doutrina são incontestavelmente devidos à vulgarização das ideias sobre a primeira. Dos fenômenos magnéticos, do sonambulismo e do êxtase às manifestações espíritas, não há senão um passo; sua conexão é tal, que é, por assim dizer, impossível falar de um sem falar do outro. Se devêssemos permanecer fora da ciência magnética, nosso quadro estaria incompleto, e se poderia nos comparar a um professor de Física que se abstivesse de falar da luz. Todavia, como o magnetismo tem já entre nós órgãos especiais justamente acreditados, tornar-se-ia supérfluo insistir sobre um assunto tratado com a superioridade do talento e da experiência; dele não falaremos, portanto, senão acessoriamente, mas suficientemente para mostrar as relações íntimas de duas ciências que, em realidade, não fazem senão uma.

ALLAN KARDEC. (*Revista Espírita*, março de 1858.)

...

### Emprego oficial do magnetismo animal

O Espiritismo se prende ao magnetismo por laços íntimos (essas duas ciências são solidárias uma da outra); e, no entanto, quem o teria acreditado? Ele encontra adversários encarniçados mesmo entre certos magnetizadores que, eles, não os contam entre os Espíritas. Os Espíritos sempre preconizaram o magnetismo, seja como meio curativo, seja como causa primeira de uma multidão de coisas; eles defendem sua causa e vêm lhe prestar apoio contra seus inimigos. Os fenômenos espíritas abriram os olhos a muitas pessoas, que, ao mesmo tempo, aliaram-se ao magnetismo. (*Revista Espírita*, outubro de 1858.)

...

### Estatística do Espiritismo

O magnetismo e o Espiritismo são, com efeito, duas ciências gêmeas, que se completam e se explicam uma pela outra, e das quais aquela das duas que não quer *se imobilizar* não pode chegar ao seu complemento sem se apoiar sobre sua congênere; isoladas uma da outra, elas se detêm em um impasse; elas são reciprocamente como a Física e a Química, a Anatomia e a Fisiologia. Em sua maior parte, os magnetistas compreendem de tal forma por intuição a relação íntima que deve existir entre as duas coisas, que se prevalecem geralmente de seus conhecimentos em magnetismo, como meio de introdução junto dos espíritas. (...) Ora, é de notar que, se todos os magnetistas não são espíritas, todos os espíritas, *sem exceção*, admitem o magnetismo. Em todas as circunstâncias, dele se fizeram os defensores e os sustentáculos. (*Revista Espírita*, janeiro de 1869.)

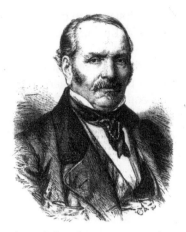

Catálogo Racional de obras que podem servir para fundar uma biblioteca espírita

...

III. – Obras feitas fora do Espiritismo

MAGNETISMO

...

**Mesmer.** *Mémoires et aphorismes,* suivis des procédés d'Eslon, 1 vol. in-18, 2 fr. 50 c.; franco, 3 fr.

**Mesmer.** *Memórias e aforismos*, seguidos dos procedimentos d'Eslon, 1 vol. in-18, 2 fr. 50 c.; franco, 3 fr.

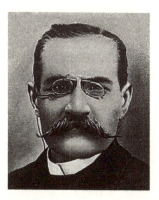

## Comentários de Léon Denis
### sobre a relação do magnetismo com o Espiritismo

**Os fluidos. O magnetismo.**

O magnetismo, estudado e praticado em segredo em todas as épocas da história, vulgarizou-se, sobretudo, desde o fim do século XVIII. As academias científicas o têm ainda em suspeição e é sob o nome de hipnotismo que os mestres da ciência bem quiseram descobri-lo um século após sua aparição.

> O hipnotismo, disse Sr. de Rochas,[1] até aqui, só estudado oficialmente, não é senão o vestíbulo de um vasto e maravilhoso edifício já explorado, em grande parte, pelos antigos magnetizadores.

(...) A ciência do magnetismo coloca o homem em posse de maravilhosos recursos. A ação dos fluidos sobre o corpo humano é imensa; suas propriedades são múltiplas, variadas. Fatos numerosos têm provado que, com sua ajuda, podem-se aliviar os sofrimentos mais cruéis. Os grandes missionários não curavam pela imposição das mãos? Aí está todo o segredo de seus pretensos milagres. Os fluidos, obedecendo a uma poderosa vontade, a um ardente desejo de fazer o bem, penetram todos os organismos débeis e reconduzem gradualmente o vigor entre os fracos, a saúde, entre os doentes. (*Depois da Morte*, cap. XVII.)

...

---
[1] *Os Estados Profundos da Hipnose*, pelo Coronel de Rochas d'Aiglun.

## A força psíquica. Os fluidos. O magnetismo.

A ação do fluido magnético está demonstrada por exemplos tão numerosos e tão probantes, que só a ignorância ou a má-fé poderiam negar sua existência hoje.

(...) Livre de todo aparato teatral, de todo móvel interessado, praticado em um objetivo de caridade, o magnetismo se torna a medicina dos humildes e dos crentes, do pai de família, da mãe para seus filhos, de todos aqueles que sabem amar. Sua aplicação está ao alcance dos mais simples. Ela não exige senão a confiança em si, a fé no infinito poder que faz irradiar, por toda parte, a força e a vida. Como o Cristo e os apóstolos, como os santos, os profetas e os magos, cada um de nós pode impor as mãos e curar, se tem o amor aos seus semelhantes e a ardente vontade de aliviá-los.

Quando o paciente adormece sob a influência magnética e parece chamar a sugestão, não empregueis esta senão com palavras de brandura e de bondade.

(...) Quando se observa todo o poder do magnetismo curativo e os serviços que já tem prestado à humanidade, não se poderia demasiadamente protestar contra as tendências dos poderes, públicos, em certos países, de entravar seu livre exercício. (...) O magnetismo é um dom da natureza e de Deus. Regrar seu uso, proscrever seus abusos está bem. Interditar sua aplicação seria se sobrepor à ação divina, atentar contra a liberdade, contra o progresso da ciência e fazer obra de obscurantismo.

(...) Não abordeis, portanto, esse domínio sem a pureza de coração e a caridade. Não ponhais jamais as forças magnéticas em movimento sem lhes juntar o ímpeto da prece e um pensamento de amor sincero por vossos semelhantes. Por aí, colocareis vossos fluidos em harmonia com o dinamismo divino; tornareis sua ação mais eficaz e mais profunda.

Pelo magnetismo elevado, o dos grandes terapeutas e dos iniciados, o pensamento se ilumina sob o influxo do alto, os nobres sentimentos se exaltam; uma sensação de calma, de força, de serenidade nos penetra; a alma sente, pouco a pouco, esvanecer-se todas as pequenezas do eu humano e reaparecer os lados superiores de sua natureza. Ao mesmo tempo em que ela aprende a se esquecer de si para o bem e a saúde dos outros, sente despertar nela recursos desconhecidos. (*No Invisível*, cap. XV.)

## Opiniões de autores espiritualistas
### sobre a importância dos fenômenos magnéticos

*Que pensar de naturalistas, tais como Sr. Babinet, o famoso profeta do nada visível de 1857 (permanecido, ah!, até aqui invisível)*, que sustentam que *a vontade não atravessa a epiderme*, erro absurdo e ridículo, refutado há longo tempo pelo mesmerismo ou o magnetismo biológico. Essa rainha das ciências naturais, que serve de laço entre estas e o domínio moral e sobrenatural, é, infelizmente, ainda desconhecida e renegada pela maioria de nossas academias. (BARÃO DE GULDENSTUBBÉ, *A Realidade dos Espíritos*, introdução. Paris, 1857.)

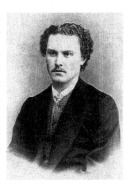

...

Bom número de meus ouvintes se lembra, sem dúvida, da cruzada que teve lugar outrora contra o hipnotismo, que se chamava então mesmerismo. As primeiras pessoas que se ocuparam desses estudos foram alvo de ataques incessantes da parte do mundo médico e científico, de um lado, do mundo religioso, do outro. Elas foram denunciadas como impostoras, repeli-

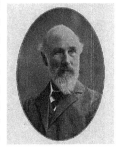

das como párias, postas sem cerimônia à porta das sinagogas da ciência e da religião. Isso se passava em uma época bastante próxima de nós, para que eu mesmo possa me lembrar. A ciência fisiológica e médica não pode se impedir de baixar a cabeça com embaraço ao considerar aquele tempo e ao ver, no presente, o hipnotismo e seu valor terapêutico reconhecidos, tornados parte integrante do ensino científico em muitas escolas médicas, sobretudo sobre o continente!... Não devemos reverenciar atualmente a memória desses pesquisadores audazes, que foram os pioneiros desse ramo dos estudos psíquicos? (PROF. BARRETT, da Universidade de Dublin. Discurso como presidente da Sociedade de Pesquisas Psíquicas, 1904. Citado por LÉON DENIS, em *No Invisível*, prefácio de 1911.)

...

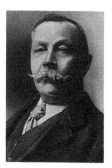

Paracelso, Cornélio Agripa, Van Helmont e Jacob Boehme estão todos entre os pioneiros do espírito, sentindo o seu caminho fora da matéria, embora vago o objetivo que pudessem ter alcançado. Algo mais definido foi atingido por Mesmer, que fez o mais de seu trabalho em Viena, na última parte do décimo oitavo século. Embora enganado em algumas de suas inferências, ele foi o primeiro motor a trazer a dissociação de alma e corpo perante os reais sentidos da humanidade. (ARTHUR CONAN DOYLE, *A História do Espiritualismo*, cap. XXI. Londres/Nova York, 1926.)

# MEMÓRIAS E AFORISMOS DE MESMER, COM NOTAS;

POR

## J. J. A. RICARD,
Professor de Magnetismo animal.

**PARIS.**

GERMER BAILLIÈRE, LIVREIRO-EDITOR,
17, RUA DA ESCOLA DE MEDICINA.

**1844.**

## Senhor doutor,

Se a sociedade está interessada no progresso e na propagação das ciências em geral, quanto não lhe importa ver a Medicina, sobretudo, chegar à sua perfeição!... Tu fazes, sem dúvida, assim como a maior parte de teus honrados confrades, esforços incessantes para elevar a arte de curar tão alto quanto isso é possível ao espírito humano; e, nesse objetivo, não negligencias nenhum cuidado, nenhuma pesquisa, nenhum exame. Entretanto, os penosos labores de tua nobre profissão te deixam pouco o tempo de exercer tu mesmo, a respeito de teus clientes, certos meios curativos cuja aplicação não poderia, no entanto, ser confiada a mãos inábeis, sem graves perigos para os doentes. Tu, médico, deves ser e és, com efeito, o diretor, o juiz dos tratamentos; mas te é, por assim dizer, impossível executar pessoalmente tuas prescrições, sobretudo, quando essas prescrições têm por objeto o emprego de meios cujo uso não é ainda muito frequente na terapêutica da escola.

Em Paris, em Montpellier, em Estrasburgo, em todas as faculdades, professores ilustres, homens do mais alto mérito não se limitam mais, hoje, aos métodos médicos ditos alopáticos; esses sábios, marchando com o século, saem bem frequentemente do círculo traçado pela Universidade e recorrem sem escrúpulo, para o desencargo mesmo de sua consciência, a meios mais ou menos extraordinários, a fim de salvar, por aí, doentes cujas afecções são, infelizmente, refratárias aos

remédios formulados pelos melhores praticantes.
Se, por exemplo, Srs. Récamier, Andral, Marjolein, Cloquet, Cruveillier, Trousseau, Fouquier, Itard, Rostan, Chomel, Lordat, Lallemant e muitos outros cujos nomes fazem autoridade, se esses senhores, digo, prescrevem, em um assaz grande número de casos, segundo as condições em que se encontre o doente: o magnetismo humano, a homeopatia, o galvanismo, a hidroterapia, a massagem, a acupuntura, a equitação, a ginástica etc., é que eles compreenderam, o que tu também sabes, senhor doutor, que todo sistema exclusivo é deplorável, ao passo que um sábio ecletismo é a melhor de todas as doutrinas.

Quando eu era aluno em Medicina, circunstâncias que seria fastidioso expor aqui me levaram a examinar severamente a questão do magnetismo humano. Os debates que se engajaram entre os Srs. membros da Academia Real de Medicina, na ocasião da descoberta de Mesmer, engajaram-me a procurar a solução do que nossos sábios olhavam então como um problema difícil de resolver. Lancei-me, portanto, ousadamente em uma rota nova para mim e, uma vez entrado nessa via atraente, segui a inclinação tão doce de meu gosto natural para a filosofia religiosa; entreguei-me aos estudos psicológicos mais ardentemente ainda do que me ocupara da fisiologia do homem; numa palavra, fui arrastado para o objetivo no qual acredito ter chegado desde a época em que o comitê do Ateneu Real de Paris me julgou digno do professorado nesse instituto célebre. Esse objetivo, que, longo tempo antes de mim, muitas pessoas esclarecidas se propuseram em vão atingir, era de apreciar justamente o valor do magnetismo humano, do triplo ponto de vista da fisiologia, da terapêutica, da psicologia.

Desenvolvi, nas obras que publiquei, os motivos de minhas apreciações; as quais podem se resumir assim:

Do ponto de vista fisiológico, o magnetismo produz fenômenos que, aparentemente opostos às leis acreditadas na ciência atual, não derrubam, entretanto, nenhuma dessas leis. O conhecimento de fatos novos veio engrandecer o domínio da filosofia, dar-lhe atrativos, encantos desconhecidos até aqui, mas seguramente não deve trazer após si nenhuma subversão, nenhuma perturbação.

Como meio terapêutico, o magnetismo vem em ajuda à Medicina em um grande número de casos, supre-lhe algumas vezes: é, sobretudo, nas nevroses, nas nevralgias, nas afecções tão desoladoras do sistema nervoso, em certas doenças crônicas reputadas incuráveis, lá, enfim, onde os agentes farmacêuticos são impotentes para curar, que o magnetismo, empregado com discernimento, restabelece a harmonia, o equilíbrio, a saúde.

Do ponto de vista psicológico, o magnetismo, determinando o sonambulismo em um assaz grande número de sujeitos, conduz-nos a reconhecer indubitavelmente a *duidade* humana: a matéria organizada, cuja forma não é senão temporária, e a vida espiritual, cuja existência deve se perpetuar eternamente. Ele nos mostra o poder que Deus, em sua toda bondade, quis conceder ao homem desejoso de se tornar digno do Criador do Universo. Ele nos revela os segredos mais sublimes da natureza, ensinando-nos a respeitar os mistérios que aprouve ao Ser Supremo manter impenetráveis à nossa razão.

Acabo, senhor doutor, de estabelecer em Nantes, em uma casa sã, cômoda e afastada do fragor da cidade, situada na Folies-Chaillou, em face do escritório atual da Outorga, um aparelho mesmeriano aperfeiçoado, com a ajuda do qual posso dosar o magnetismo segundo as indicações.

Esse aparelho me permitindo agir sobre várias pessoas de uma vez, modifiquei os preços de minhas magnetizações, e os reduzi de forma que não sejam um obstáculo para os que tiverem necessidade de ser magnetizados. Além desse aparelho, possuo bebedouros galvano-magnéticos graduados, cujo manejo, que me é familiar, não é coisa fácil para todo mundo. Tenho ainda à minha disposição outros auxiliares da arte de curar, meios do valor dos quais eu estaria lisonjeado de que quisesses bem julgar por ti mesmo, quando puderes roubar a tuas ocupações laboriosas alguns instantes em meu favor. E se, como ouso esperar, achares conveniente, por vezes, prescrever a alguns de teus clientes tais ou tais meios que eu possa te oferecer, acreditai bem, senhor doutor, que farei todos os meus esforços para permanecer digno da confiança que me tiveres concedido e por merecer tua benevolente simpatia.

Digna-te aceitar, senhor doutor,

Os humilíssimos respeitos de teu obediente servidor.

**J. J. A. Ricard**,
Professor de Magnetologia.

Nantes, 1° de outubro de 1846.

# Prefácio

[por J. J. A. Ricard, professor de Magnetologia]

Fizemos reimprimir as *Memórias* e os *Aforismos* de Mesmer, acrescentando algumas notas explicativas, mas sem nada mudar: não que a crítica não possa algo encontrar a repreender, desde que pesquisas escrupulosas têm singularmente esclarecido a questão magnetológica; mas, por um sentimento de conveniência e de respeito que todo mundo compreenderá, acreditamos dever deixar intacta a obra do Príncipe do magnetismo, do Criador de nossa doutrina. Uma ciência não sai toda armada do cérebro de um só homem, como Minerva, da fronte do Rei dos deuses, e teríamos bem má graça em arguir contra Mesmer por alguns erros, inseparáveis do entusiasmo que se apodera de um homem de gênio, quando, após longos esforços para lançar uma ideia, ele próprio se encontra logo arrastado e algumas vezes transviado por ela.

Agora, vamos dizer uma palavra sobre os dois apêndices que encontramos na sequência dos *Aforismos* de Mesmer, publicados em 1785 sob os auspícios de Sr. CAULLET DE VEAUMOREL, médico da Casa de MONSIEUR.

O primeiro trabalho, tendo por título: *Carta de um médico, aluno de Mesmer, para fazer sequência aos Aforismos*, parece-nos incomparavelmente inferior ao segundo, onde se expõem os procedimentos de Sr. D'Eslon. Essa primeira carta se ressente dos erros pelos quais as ciências físicas e a própria Medicina estavam ainda obscurecidas à época em que foi escrita. Seu autor, levado por um entusiasmo algo crédulo, pareceu-nos, em certas passagens, cegado por sua própria imaginação. Estamos, portanto, longe de tomar sob nossa responsabilidade todas as ideias que ele emitiu. Entretanto, como há delas excelentes e em grande número, é uma dissertação que recomendamos a nossos leitores. Quanto à pequena memória de Sr. D'Eslon, ela se recomenda por si mesma. Tudo o que ele diz é marcado pelo cunho de uma alta e fria razão. Reconhece-se nele o observador judicioso e o experimentador refletido. É seguramente um documento precioso que somos altivos por ter reproduzido à luz do dia.

# MEMÓRIAS
# E AFORISMOS
## DE
# MESMER

# Primeira memória

Impressa em 1779

---

## Aviso ao leitor

A descoberta, tão longo tempo desejada, de um princípio agindo sobre os nervos deve interessar a todos os homens; ela tem o duplo objeto de acrescentar a seus conhecimentos e de torná-los mais felizes, oferecendo-lhes um meio de curar doenças que, até o presente, têm sido tratadas com pouco sucesso. A vantagem e a singularidade desse sistema determinaram, há alguns anos, a prontidão do público em capturar avidamente as primeiras esperanças que dei disso; é desnaturando-as que a inveja, a presunção e a incredulidade chegaram, em pouco tempo, a colocá-las na classe das ilusões e a fazê-las cair no esquecimento.

Esforcei-me em vão para fazê-las reviver pela multiplicidade dos fatos; os preconceitos prevaleceram e a verdade foi sacrificada. Mas, diz-se hoje, *em que consiste essa descoberta? – Como a ela chegaste? – Quais ideias se podem fazer de suas vantagens? – E por que delas não enriqueceste teus concidadãos?* Tais são as questões que me têm sido feitas desde minha estada em Paris, pelas pessoas mais capazes de aprofundar uma questão nova.

É para respondê-las de uma maneira satisfatória, dar uma ideia geral do sistema que proponho, desprendê-lo dos erros pelos quais foi envolvido e fazer conhecer as contrariedades que se opuseram à sua publicidade, que publico esta memória: ela não é senão o antecursor de uma teoria que darei, desde que as circunstâncias me permitam indicar as regras práticas do método que anuncio. É sob esse ponto de vista que rogo ao leitor considerar esta pequena obra. Não me dissimulo que ela oferecerá muitas dificuldades; mas é necessário saber que elas são de natureza a não ser aplanadas por nenhum raciocínio, sem o concurso da experiência: só ela dissipará as nuvens e colocará em sua luz esta importante verdade: que A NATUREZA OFERECE UM MEIO UNIVERSAL DE CURAR E DE PRESERVAR OS HOMENS.

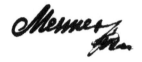

# Memória

## Sobre a descoberta do
## Magnetismo animal

---

O homem é naturalmente observador. Desde seu nascimento, sua única ocupação é observar, para aprender a fazer uso de seus órgãos. O olho, por exemplo, ser-lhe-ia inútil, se a natureza não o levasse primeiro a prestar atenção às menores variações de que ele é suscetível. É pelos efeitos alternativos do gozo e da privação que ele aprende a conhecer a existência da luz e suas gradações; mas ele permaneceria na ignorância da distância, da grandeza e da forma dos objetos, se, comparando e combinando as impressões de outros órgãos, não aprendesse a retificá-los um pelo outro. A maior parte das sensações é, portanto, o resultado de suas reflexões sobre as impressões reunidas em seus órgãos.

É assim que o homem passa seus primeiros anos a adquirir o uso pronto e justo de seus sentidos: seu pendor a observar, que ele tem da natureza, coloca-o em estado de se formar a si mesmo; e a perfeição de suas faculdades depende de sua aplicação mais ou menos constante.

No número infinito de objetos que se oferecem sucessivamente a ele, sua atenção se dirige essencialmente sobre aqueles que o interessam por relações mais particulares.

As observações dos efeitos que a natureza opera universalmente e constantemente sobre cada indivíduo não são o apanágio exclusivo dos filósofos; o interesse universal faz quase de todos os indivíduos outros tantos observadores. Essas observações multiplicadas, de todos os tempos e de todos os lugares, não nos deixam nada a desejar sobre sua realidade.

A atividade do espírito humano, junto à ambição de saber

que não é jamais satisfeita, buscando aperfeiçoar conhecimentos precedentemente adquiridos, abandona a observação e lhe supre por especulações vagas e frequentemente frívolas; ela forma e acumula sistemas que não têm senão o mérito de sua misteriosa abstração; ela se afasta insensivelmente da verdade, a ponto de fazê-la perder de vista e de substituí-la pela ignorância e a superstição.

Os conhecimentos humanos, assim desnaturados, não oferecem mais nada da realidade que os caracterizava no princípio.

A filosofia tem, algumas vezes, feito esforços para se desprender dos erros e dos preconceitos; mas, derrubando esses edifícios com demasiado calor, recobriu-lhes as ruínas com desprezo, sem fixar sua atenção sobre o que elas encerravam de precioso.

Vemos, entre os diferentes povos, as mesmas opiniões conservadas sob uma forma tão pouco vantajosa e tão pouco honrosa para o espírito humano, que não é verossímil que elas tenham se estabelecido sob essa forma.

A impostura e o desvario da razão teriam em vão tentado conciliar as nações, para lhes fazer geralmente adotar sistemas tão evidentemente absurdos e ridículos quanto os vemos hoje; só a verdade e o interesse geral puderam dar a essas opiniões sua universalidade.

Poder-se-ia, portanto, avançar que, entre as opiniões vulgares de todos os tempos que não têm seus princípios no coração humano, há poucas que, por ridículas e mesmo extravagantes que pareçam, não possam ser consideradas como o resto de uma verdade primitivamente reconhecida.[1]

Tais são as reflexões que fiz sobre os conhecimentos em geral e, mais particularmente, sobre a sorte da doutrina da influência dos corpos celestes sobre o planeta que habitamos. Essas reflexões me conduziram a pesquisar, nos escombros dessa ciência, aviltada pela ignorância, o que ela podia ter de útil e de verdadeiro.

Segundo minhas ideias sobre essa matéria, dei em Viena,

---

[1] É certo que, no fundo de todas essas crenças populares, que os pretensos sábios tacham de quimeras, há verdades escondidas que é bom exumar, desembaraçando-as das extravagâncias de que se as têm envolvido. (Nota de Sr. Ricard.)

em 1766, uma dissertação *Da Influência dos Planetas sobre o Corpo Humano*. Avancei, conforme os princípios conhecidos da atração universal, constatada pelas observações que nos ensinam que os planetas se afetam mutuamente em suas órbitas, e que a lua e o sol causam e dirigem sobre nosso globo o fluxo e o refluxo no mar, assim como na atmosfera; avancei, digo, que essas esferas exercem também uma ação direta sobre todas as partes constitutivas dos corpos animados, particularmente sobre o *sistema nervoso*, mediante um fluido que penetra tudo: eu determinava essa ação pela INTENSÃO E A REMISSÃO[2] das propriedades da *matéria e dos corpos organizados*, tais como são a *gravidade*, a *coesão*, a *elasticidade*, a *irritabilidade*, a *eletricidade*.

Eu sustentava que, da mesma forma que os efeitos alternativos, a respeito da gravidade, produzem no mar o fenômeno sensível que chamamos fluxo e refluxo, A INTENSÃO E A REMISSÃO das ditas propriedades, estando sujeitas à ação do mesmo princípio, ocasionam, nos corpos animados, efeitos alternativos análogos àqueles que experimenta o mar. Por essas considerações, eu estabelecia que o corpo animal, estando submetido à mesma ação, experimentava também uma sorte de *fluxo* e *refluxo*. Eu apoiava essa teoria com diferentes exemplos de revoluções periódicas. Denominei a propriedade do corpo animal que o torna suscetível à ação dos corpos celestes e da Terra de MAGNETISMO ANIMAL; eu explicava, por esse magnetismo, as revoluções periódicas que notamos no sexo e, geralmente, aquelas que os médicos de todos os tempos e de todos os países observaram nas doenças.

Meu objeto então não era senão de fixar a atenção dos médicos; mas, longe de ter sido bem sucedido, percebi logo que me tachavam de singularidade, que me tratavam como homem de sistema e que tornavam um crime minha propensão de deixar a rota ordinária da Medicina.

Jamais dissimulei minha forma de pensar a esse respei-

---

[2] INTENSÃO, ação de *tensionar*, de entrar em *tensão*; REMISSÃO, *distensão* do agente de que fala Mesmer. (Nota de Sr. Ricard.)*
* Marquemos, então, a diferença entre essa "intensão" (no francês, *intension*) e a usual "intenção" (no fr.: *intention*). Toda vez em que grafarmos "intensão", com "s", trata-se desse neologismo criado por Mesmer. (Nota do tradutor, a partir de agora: N. T.)

to, não podendo, com efeito, persuadir-me de que tenhamos feito, na arte de curar, os progressos de que nos vangloriamos; acreditei, ao contrário, que, quanto mais avançávamos nos conhecimentos do mecanismo e da economia do corpo animal, mais éramos forçados a reconhecer nossa insuficiência. O conhecimento que adquirimos hoje da natureza e da ação dos nervos, por mais imperfeito que seja, não nos deixa nenhuma dúvida a esse respeito. Sabemos que eles são os principais agentes das sensações e do movimento, sem saber restabelecê-los à ordem natural quando ela está alterada; é uma repreensão que temos de nos fazer. A ignorância dos séculos precedentes sobre esse ponto garantiu os médicos. A confiança supersticiosa que eles tinham e que inspiravam em seus específicos e suas fórmulas os tornava déspotas e presunçosos.

Respeito demais a NATUREZA para poder me persuadir de que a conservação individual do homem tenha sido reservada ao acaso das descobertas e às observações vagas que tiveram lugar na sucessão de vários séculos, para se tornar o domínio de alguns particulares.

A natureza proveu perfeitamente a tudo para a existência do indivíduo; a geração se faz sem sistema, como sem artifício. Como a conservação estaria privada da mesma vantagem? A das bestas é uma prova do contrário.

Uma agulha não imantada, posta em movimento, não retomará senão por acaso uma direção determinada; enquanto que, ao contrário, aquela que é imantada, tendo recebido a mesma impulsão, após diferentes oscilações proporcionais à impulsão e ao magnetismo que recebeu, encontrará sua primeira posição e nela se fixará. É assim que a harmonia dos corpos organizados, uma vez perturbada, deve experimentar as incertezas de minha primeira suposição, se ela não é recordada e determinada pelo AGENTE GERAL do qual eu reconheço a existência: só ele pode restabelecer essa harmonia ao estado natural.

Por isso, têm-se visto, de todos os tempos, as doenças se agravarem e se curarem com e sem o socorro da Medicina, segundo diferentes sistemas e os métodos mais opostos. Essas considerações não me permitiram duvidar de que existe, na natureza, um princípio universalmente atuante e que, independentemente de nós, opera o que nós atribuímos vagamente à arte e à natureza.[3] Essas reflexões me afastaram insensivelmente do caminho trilhado. Submeti minhas ideias à experiência durante doze anos, que consagrei às observações mais exatas sobre todos os gêneros de doença; e tive a satisfação de ver as máximas que eu pressentira se verificarem constantemente.

Foi, sobretudo, durante os anos 1773 e 1774 que empreendi, em minha casa, o tratamento de uma senhorita, da idade de 29 anos, chamada Oesterline, atacada desde há muitos anos de uma doença convulsiva, cujos sintomas mais lastimáveis eram que o sangue se dirigia com impetuosidade para a cabeça e excitava nessa parte as mais crueis dores de dentes e de ouvidos, as quais eram seguidas de delírio, furor, vomição e síncope. Era, para mim, a ocasião mais favorável de observar com exatidão esse gênero de *fluxo e refluxo* que o MAGNETISMO ANIMAL faz experimentar no corpo humano. A doente tinha frequentemente crises salutares e um alívio notável era delas a sequência; mas não era senão um gozo momentâneo e sempre imperfeito.

O desejo de penetrar a causa dessa imperfeição e minhas observações não interrompidas me levaram sucessivamente ao ponto de reconhecer a operação da natureza e de penetrá-la bastante para prever e anunciar, sem incerteza, as diferentes revoluções da doença. Encorajado por esse primeiro sucesso, não duvidei mais da possibilidade de levá-la à sua perfeição, se eu chegasse a descobrir que existia, entre os corpos que compõem nosso globo, uma ação igualmente recíproca e semelhante àquela dos corpos celestes, mediante a qual eu pudesse imitar artificialmente as revoluções periódicas do fluxo e refluxo de que falei.

Eu tinha sobre o ímã os conhecimentos ordinários: sua ação sobre o ferro, a aptidão de nossos humores a receber esse mineral e os diferentes ensaios feitos, tanto na França

---

[3] É a *vis naturæ medicatrix*, de Hipócrates. Todos os médicos de nossos dias convêm que, em sua maior parte, as doenças agudas marcham necessariamente e por si mesmas para a cura. (Nota de Sr. Ricard.)

quando na Alemanha e na Inglaterra, para os males de estômago e dores de dentes, eram-me conhecidos. Esses motivos, junto à analogia das propriedades dessa matéria com o sistema geral, fizeram-me considerá-la como a mais própria a esse gênero de prova. Para me assegurar do sucesso dessa experiência, eu preparei a doente, no intervalo dos acessos, por um uso continuado de marciais.[4]

Minhas relações de sociedade com o Padre Hell, jesuíta, professor de Astronomia em Viena, forneceram-me, em seguida, a ocasião de lhe rogar me fazer executar, por seu artista, várias peças imantadas, de uma forma cômoda à aplicação: ele quis bem se encarregar disso e as remeteu a mim.

A doente tendo experimentado, em 28 de julho de 1774, uma renovação de seus acessos ordinários, fiz-lhe a aplicação, sobre o estômago e nas duas pernas, de três peças imantadas. Disso resultava, pouco tempo depois, sensações extraordinárias; ela experimentava interiormente correntes dolorosas de uma matéria sutil, que, após diferentes esforços para tomar sua direção, determinaram-se para a parte inferior e fizeram cessar, durante seis horas, todos os sintomas do acesso. O estado da doente tendo me colocado, no dia seguinte, no caso de renovar a mesma prova, com isso obtive os mesmos sucessos. Minha observação sobre esses efeitos, combinada com minhas ideias sobre o sistema geral, esclareceu-me com uma nova luz: confirmando minhas precedentes ideias sobre a influência do AGENTE GERAL, ela me ensinou que um outro princípio fazia agir o ímã, incapaz por si mesmo dessa ação sobre os nervos, e me fez ver que eu não tinha senão alguns passos a dar para chegar à TEORIA IMITATIVA que fazia o objeto de minhas pesquisas.

Alguns dias depois, tendo encontrado o Padre Hell, ensinei-lhe, por forma de conversação, o melhor estado da doente, os bons efeitos de meu procedimento e a esperança que eu tinha, segundo essa operação, de encontrar logo o meio de curar as doenças de nervos.

Aprendi, pouco tempo depois, no público e pelos jornais, que esse religioso, abusando de sua celebridade em Astrono-

[4] "Marcial": em Farmácia, relativo aos compostos de ferro ou a preparados com esses compostos, ferruginoso. (N. T.)

mia e querendo se apropriar uma descoberta de que ele ignorava inteiramente a natureza e as vantagens, permitira-se publicar que, com peças imantadas, nas quais ele supunha uma virtude específica dependente de sua forma, ele se assegurara dos meios de curar as doenças de nervos mais graves. Para acreditar essa opinião, ele endereçou, a várias academias, guarnições compostas de peças imantadas de todas as formas, indicando, segundo sua figura, a analogia que elas tinham com as diferentes doenças. Eis como ele se exprimia: "Eu descobri, nessas figuras conformes ao *turbilhão magnético*, uma perfeição da qual depende a virtude específica contra as doenças; foi pela falta dessa perfeição que as provas feitas na Inglaterra e na França não tiveram nenhum sucesso". E, afetando confundir a fabricação das figuras imantadas com a descoberta de que eu o entretivera, ele terminava por dizer "que tinha tudo comunicado aos médicos e, particularmente, a mim, de quem ele continuaria a se servir para fazer suas provas".

Os escritos reiterados do padre Hell sobre essa matéria transmitiram ao público, sempre ávido de um específico contra as doenças nervosas, a opinião mal fundada, a saber, de que a descoberta em questão consistia só no emprego do ímã. Escrevi, por meu turno, para destruir esse erro, publicando a existência do MAGNETISMO ANIMAL, essencialmente distinto do *ímã*: mas o público, prevenido por um homem de reputação, permaneceu em seu erro.

Continuei minhas provas sobre diferentes doenças, a fim de generalizar meus conhecimentos e de aperfeiçoar sua aplicação.

Eu conhecia particularmente o Sr. Barão de Stoërck, presidente da Faculdade de Medicina em Viena e primeiro médico de Sua Majestade. Era, aliás, conveniente que ele fosse bem instruído da natureza de minha descoberta e de seu objeto. Eu coloquei, em consequência, sob seus olhos, os detalhes circunstanciados de minhas operações, particularmente sobre a comunicação e as correntes da matéria magnética animal; e o convidei a disso se assegurar por si mesmo, anunciando-lhe que minha intenção era lhe prestar contas, pela sequência, de todos os progressos que eu pudesse fazer nessa nova carreira; e que, para lhe dar a prova mais certa de minha afeição, eu lhe comunicaria meus meios sem nenhuma reserva.

A timidez natural desse médico, apoiada, sem dúvida, sobre motivos que minha intenção não é penetrar, determinou-o a me responder que ele não queria nada conhecer do que eu lhe anunciava e que me convidava a não comprometer a Faculdade pela publicidade de uma inovação desse gênero.

As prevenções do público e as incertezas sobre a natureza de meus meios me determinaram a publicar uma *Carta, em 5 de janeiro de 1775, a um médico estrangeiro*, na qual eu dava uma ideia precisa de minha teoria, dos sucessos que eu obtivera até então e dos que tinha lugar de esperar. Eu anunciava a natureza e a ação do MAGNETISMO ANIMAL, e a analogia de suas propriedades com as do *ímã* e da *eletricidade*. Eu acrescentava "que todos os corpos eram, assim como o ímã, suscetíveis à comunicação desse princípio magnético; que esse fluido penetrava tudo; que ele podia ser acumulado e concentrado, como o fluido elétrico; que ele agia no distanciamento; que os corpos animados eram divididos em duas classes, das quais uma era suscetível a esse magnetismo e a outra, a uma virtude oposta que dele suprime a ação". Enfim, eu dava razão das diferentes sensações e apoiava essas asserções com experiências que me colocaram em estado de avançá-las.

Poucos dias antes da publicação dessa carta, aprendi que Sr. Ingenhousze, membro da Academia Real de Londres e o inoculador de Viena, que, distraindo a nobreza e as pessoas distintas por experiências de eletricidade reforçadas e pela agradabilidade com a qual variava os efeitos do ímã, adquirira a reputação de ser físico; aprendi, digo, que esse particular, ouvindo falar de minhas operações, tratava-as de quimera e ia até dizer "que só o gênio inglês era capaz de uma tal descoberta, se ela pudesse ter lugar". Ele se dirigiu à minha casa, não para melhor se instruir, mas na intenção única de me persuadir de que eu me expunha a dar no erro e que eu devia suprimir toda publicidade, para evitar o ridículo que dela seria a sequência.

Respondi-lhe que ele não tinha bastante luzes para me

dar esse conselho; e que, além do mais, eu me faria um prazer de convencê-lo na primeira ocasião. Ela se apresentou dois dias depois. A senhorita Oesterline experimentou um susto e um resfriamento, que lhe ocasionaram uma supressão súbita;[5] ela recaiu em suas primeiras convulsões. Convidei Sr. Ingenhousze a se dirigir à minha casa. Ele veio acompanhado de um jovem médico. A doente estava então em síncope com convulsões. Eu o preveni de que era a ocasião mais favorável para se convencer por si mesmo da existência do princípio que eu anunciava e da propriedade que ele tinha de se comunicar. Fiz-lhe se aproximar da doente, da qual me distanciei, dizendo-lhe para tocá-la. Ela não fez nenhum movimento. Chamei-o perto de mim e lhe comuniquei o magnetismo animal, tomando-o pelas mãos: fiz-lhe, em seguida, reaproximar-se da doente, mantendo-me sempre distanciado, e lhe disse para tocá-la uma segunda vez; disso resultaram movimentos convulsivos. Fiz-lhe repetir várias vezes esse toque, que ele fazia com a ponta do dedo, do qual variava a cada vez a direção; e sempre, para seu grande espanto, operava um efeito convulsivo na parte que tocava. Essa operação terminada, ele me disse que estava convencido. Eu lhe propus uma segunda prova. Nós nos distanciamos da doente, de maneira a não ser por ela percebidos, ainda mesmo que ela tivesse seu conhecimento. Ofereci a Sr. Ingenhousze seis taças de porcelana e lhe pedi para me indicar aquela à qual ele queria que eu comunicasse a virtude magnética. Eu a toquei segundo sua escolha: fiz, em seguida, aplicar sucessivamente as seis taças sobre a mão da doente; quando se chegou naquela que eu tinha tocado, a mão fez um movimento e deu marcas de dor. Sr. Ingenhousze, tendo feito repassar as seis taças, obteve o mesmo efeito.

Fiz então levar essas taças ao lugar de onde tinham sido tomadas; e, após um certo intervalo, segurando-lhe uma mão, eu lhe disse para tocar com a outra aquela dessas taças que ele quisesse; o que ele fez: essas taças aproximadas da doente, como precedentemente, disso resultou o mesmo efeito.

A comunicabilidade do princípio estando bem estabelecida aos olhos de Sr. Ingenhousze, propus-lhe uma terceira ex-

---

[5] De mênstruos. (Nota de Sr. Ricard.)

periência, para lhe fazer conhecer sua ação no distanciamento e sua virtude penetrante. Eu dirigia meu dedo para a doente à distância de oito passos: um instante depois, seu corpo entrou em convulsão, a ponto de soerguê-la sobre sua cama com as aparências da dor. Continuei, na mesma posição, a dirigir meu dedo para a doente, colocando Sr. Ingenhousze entre ela e eu; ela experimentou as mesmas sensações. Essas provas repetidas ao grado de Sr. Ingenhousze, perguntei-lhe se com isso ele estava satisfeito e se estava convencido das propriedades maravilhosas que eu lhe anunciara; oferecendo-lhe, no caso contrário, repetir meus procedimentos. Sua resposta foi que ele não tinha mais nada a desejar e que estava convencido; mas que me convidava, pela afeição que tinha por mim, a nada comunicar ao público sobre essa matéria, a fim de não me expor à sua incredulidade. Nós nos separamos. Eu me reaproximei da doente para continuar meu tratamento; teve o mais feliz sucesso. Cheguei, no mesmo dia, a restabelecer o curso ordinário da natureza e a fazer cessar por aí todos os acidentes que tinha ocasionado a supressão.

Dois dias depois, aprendi, com espanto, que Sr. Ingenhousze mantinha, no público, propósitos todo opostos àqueles que mantivera em minha casa; que desmentia o sucesso das diferentes experiências de que ele foi testemunha; que afetava confundir o MAGNETISMO ANIMAL com o *ímã*; e que procurava manchar minha reputação, espalhando que, *com o socorro de várias peças imantadas, de que ele estava provido, ele chegara a me desmascarar e a conhecer que não era senão uma trapaça ridícula e concertada.*

Confessarei que tais propósitos me pareceram, de início, inacreditáveis e que me custou ser forçado a considerar Sr. Ingenhousze como o autor deles; mas sua associação com o jesuíta Hell, os escritos inconsequentes deste último para apoiar tão odiosas imputações e destruir o efeito de minha carta de 5 de janeiro, não me permitiram mais duvidar de que Sr. Ingenhousze fosse culpado. Eu refutei o padre Hell e me dispunha a formar uma queixa, quando a senhorita Oesterline, instruída dos procedimentos de Sr. Ingenhousze, ficou de tal forma ferida por se ver assim comprometida, que recaiu ainda em seus primeiros acidentes, agravados de uma febre nervosa. Seu estado fixou toda a minha atenção durante quinze dias. Foi nessa circunstância que, continuando minhas pesquisas, eu fui bastante feliz para superar as dificuldades que se opunham à minha marcha e para dar à minha teoria a perfeição que eu desejava. A cura dessa senhorita foi disso o primeiro fruto; e tive a satisfação de vê-la, desde essa época, gozar de uma boa saúde, casar-se e ter filhos.

Foi durante esses quinze dias que, determinado a justificar minha conduta e a dar ao público uma justa ideia de meus meios, desvelando a conduta de Sr. Ingenhousze, disso instruí Sr. de Stoërck e lhe demandei tomar as ordens da Corte, para que uma comissão da Faculdade fosse encarregada dos fatos, de constatá-los e de torná-los públicos. Minha atitude pareceu ser agradável a esse primeiro médico; ele teve o ar de partilhar minha forma de pensar e me prometeu agir em consequência, observando-me, todavia, que ele não podia ser da comissão. Eu lhe propus, muitas vezes, vir ver a senhorita Oesterline e se assegurar por si mesmo do sucesso de meu tratamento. Suas respostas, sobre esse artigo, foram sempre vagas e incertas. Eu lhe expus quanto seria vantajoso à humanidade estabelecer, na sequência, meu método nos hospitais; e lhe demandei demonstrar, nesse momento, sua utilidade naquele dos Espanhóis: ele a isso aquiesceu e deu a ordem necessária a Sr. Reinlein, médico dessa casa. Este último foi testemunha, durante oito dias, dos efeitos e da utilidade de minhas visitas; testemunhou-me muitas vezes seu espanto e delas prestou contas a Sr. de Stoërck. Mas percebi logo que se tinham dado novas impressões a esse primeiro médico: eu o via quase todos os dias, para insistir sobre a demanda de uma comissão e lhe recordar as coisas interessantes de que o entretivera; eu não via mais, de sua parte, que indiferença, frieza e distanciamento para tudo o que tinha alguma relação com essa matéria. Não podendo nada obter, Sr. Reinlein tendo cessado de prestar contas sobre mim, estando, aliás, instruído de que essa mudança de conduta era o fruto das atitudes de Sr. Ingenhousze, senti minha insuficiência para deter os progressos da intriga e me condenei ao silêncio.

Memórias e Aforismos de Mesmer 51

Sr. Ingenhousze, encorajado pelo sucesso de suas atitudes, adquiriu novas forças; ele se fez um mérito de sua incredulidade e chegou, em pouco tempo, a fazer tachar de espírito fraco qualquer um que suspendesse o julgamento dele, ou não fosse de seu aviso. É fácil compreender que não era preciso mais que isso para distanciar a multidão e fazer me olhar ao menos como um visionário, tanto mais que a indiferença da Faculdade parecia apoiar essa opinião. O que me pareceu bem estranho foi vê-la ser acolhida, no ano seguinte, por Sr. Klinkosch, professor de Medicina em Praga, que, sem me conhecer e sem ter nenhuma ideia do estado da questão, teve a fraqueza, para não dizer mais nada, de apoiar em escritos públicos[6] o singular detalhe das imposturas que Sr. Ingenhousze tinha avançado sobre minha conta.

Qualquer que fosse então a opinião pública, eu acreditei que a verdade não podia ser melhor apoiada do que por fatos. Empreendi o tratamento de diferentes doenças, tais como, entre outras, uma hemiplegia, seguida de uma apoplexia; supressões, vomições de sangue, cólicas frequentes e um sono convulsivo desde a infância, com uma escarradura de sangue e oftalmias habituais. Sr. Bauer, professor de Matemáticas em Viena, de um mérito distinto, estava atacado desta última doença. Meus trabalhos foram seguidos do mais feliz sucesso; e Sr. Bauer teve a honestidade de dar ele mesmo ao público uma relação detalhada de sua cura; mas a prevenção havia prevalecido. Tive, entretanto, a satisfação de ser bastante bem conhecido de um grande ministro, de um conselheiro áulico, amigos da humanidade, que tinham frequentemente reconhecido a verdade por si mesmos, para vê-los sustentá-la e protegê-la: eles fizeram, mesmo, várias tentativas para afastar as trevas pelas quais se buscava obscurecê-la; mas se os distanciou constantemente, opondo-lhes que só a opinião dos médicos era capaz de determinar. A boa vontade deles se reduziu, assim, a me oferecer dar aos meus escritos a publicidade que me seria necessária nos países estrangeiros.

---

[6] *Carta sobre o Magnetismo Animal e o Eletróforo*, endereçada ao Sr. Conde de Kinszky. Ela foi inserida nos *Atos dos Cientistas da Boêmia*, do ano de 1776, tomo II. Foi também impressa separadamente e difundida em Viena no ano seguinte. (Nota de Mesmer.)

Foi por essa via que minha carta explicativa de 3 de janeiro de 1775 foi comunicada à maior parte das Academias de Ciências e a alguns cientistas. Só a Academia de Berlim fez, em 24 de março desse ano, uma resposta escrita, pela qual, confundindo as propriedades do magnetismo animal, que eu anunciava, com as do ímã, do qual eu não falava senão como condutor, ela caía em diferentes erros; e sua opinião era a de que eu estava na ilusão.

Essa Academia não deu só no erro de confundir o MAGNETISMO ANIMAL com o *mineral*, embora eu tenha sempre persistido, em meus escritos, em estabelecer que o uso do ímã, apesar de útil, era sempre imperfeito sem o socorro da teoria do magnetismo animal. Os físicos e médicos com os quais estive em correspondência, ou que procuraram me sondar, para usurpar essa descoberta, pretenderam e afetaram espalhar, uns, que o ímã era o único agente que eu empregava, outros, que eu aí juntava a eletricidade, e isso, porque se sabia que eu fizera uso desses dois meios. A maior parte dentre eles foi desenganada por sua própria experiência; mas, em lugar de reconhecerem a verdade que eu anunciava, eles concluíram, de que não obtinham sucesso pelo uso desses dois agentes, que as curas anunciadas de minha parte eram supostas e que minha teoria era ilusória.[7] O desejo de afastar para sempre semelhantes erros e de trazer a verdade à sua luz me determinou a não mais fazer nenhum uso da eletricidade nem do ímã, desde 1779.

A pouca acolhida feita à minha descoberta e a fraca esperança que ela me oferecia para o porvir me determinaram a não mais empreender nada de público em Viena e a fazer uma viagem à Suábia e à Suíça, para acrescentar à minha experiência e me levar à verdade por fatos. Tive, efetivamente, a satisfação de obter muitas curas marcantes na Suábia e de operar nos hospitais, sob os olhos dos médicos de Berna e de Zurique, efeitos que, não lhes deixando nenhuma dúvida sobre a existência do MAGNETISMO ANIMAL e sobre a utilidade de

---

[7] É o que acontece ainda hoje: uma multidão de pessoas, ignorando completamente a ciência magnética, entrega-se a ensaios insensatos que não podem ter sucesso e infere, de sua ignorância própria, que outros não poderiam, tampouco, nada produzir. (Nota de Sr. Ricard.)

minha teoria, dissiparam o erro no qual meus contraditores já os tinham lançado.

Foi do ano de 1774 ao de 1775 que um eclesiástico, homem de boa fé, mas de um zelo excessivo, operou, na diocese de Ratisbona, sobre diferentes doentes do gênero nervoso, efeitos que pareceram sobrenaturais aos olhos dos homens menos prevenidos e mais esclarecidos dessa região. Sua reputação se estendeu até Viena, onde a sociedade estava dividida em dois partidos: um tratava esses efeitos de imposturas e de trapaça; ao passo que o outro os considerava como maravilhas operadas pelo poder divino. Um e outro, entretanto, estavam no erro; e minha experiência me ensinara, desde então, que esse homem não era, nisso, senão o instrumento da natureza. Era apenas porque sua profissão, secundada pelo acaso, determinava perto dele certas combinações naturais, que ele renovava os sintomas periódicos das doenças sem delas conhecer a causa. O fim desses paroxismos era olhado como curas reais: só o tempo pôde desabusar o público.

Retirando-me para Viena, no fim do ano de 1775, passei por Munique, onde Sua Alteza o Eleitor da Baviera quis bem me consultar sobre essa matéria e me perguntar se eu podia lhe explicar essas pretensas maravilhas. Fiz, sob seus olhos, experiências que afastaram os preconceitos de sua pessoa, não lhe deixando nenhuma dúvida sobre a verdade que anuncio. Foi pouco tempo depois que a Academia de Ciências dessa capital me fez a honra de me admitir no posto de seus membros.

Fiz, no ano de 1776, uma segunda viagem à Baviera; aí obtive os mesmos sucessos nas doenças de diferentes gêneros. Operei particularmente a cura de uma gota serena[8] imperfeita, com paralisia dos membros, de que estava atacado Sr. d'Osterwald, diretor da Academia de Ciências de Munique; ele teve a honestidade de prestar contas disso ao público, assim como de outros efeitos dos quais fora testemunha.[9]

---

[8] Doença na vista, também chamada amaurose. (N. T.)
[9] Publicou-se, no começo de 1778, uma *Coletânea de Curas Operadas pelo Magnetismo, impressa em Leipzig*. Essa *Coletânea* informe, da qual ignoro o autor, não tem senão o mérito de ter reunido fielmente, e sem parcialidade, as relações e os escritos pró e contra meu sistema. (Nota de Mesmer.)

De retorno a Viena, persisti até o fim do mesmo ano em não empreender mais nada; e não teria mudado de resolução, se meus amigos não tivessem se reunido para combatê-la: suas instâncias, junto ao desejo que eu tinha de fazer triunfar a verdade, fizeram-me conceber a esperança de aí chegar por novos sucessos e, sobretudo, por alguma cura retumbante. Empreendi, com isso em vista, entre outros doentes, a senhorita Paradis, da idade de 18 anos, nascida de pais conhecidos: particularmente conhecida ela mesma de Sua Majestade a Imperatriz-Rainha, ela recebia de sua beneficência uma pensão de que gozava, como absolutamente cega, desde a idade de 4 anos. Era uma gota serena perfeita, com convulsões nos olhos. Ela estava, ademais, atacada de uma melancolia, acompanhada de obstruções no baço e no fígado, que a lançavam frequentemente em acessos de delírio e de furor, próprios para persuadir de que ela era de uma loucura consumada.

Empreendi ainda a chamada Zwelferine, da idade de 19 anos, sendo cega desde a idade de dois anos de uma gota serena, acompanhada de uma belida rugosa e muito espessa, com atrofia do globo; ela estava, ademais, atacada de uma escarradura de sangue periódica. Eu tomara essa filha na Casa de Órfãos em Viena; sua cegueira estava atestada pelos administradores.

Empreendi, no mesmo tempo, a senhorita Ossine, da idade de 18 anos, pensionista de Sua Majestade como filha de um oficial de suas armadas. Sua doença consistia em uma tísica purulenta e uma melancolia atrabilária, acompanhada de convulsões, furor, vomições, escarraduras de sangue e síncopes. Essas três doentes estavam, assim como outros, alojadas em minha casa, para poder seguir meu tratamento sem interrupção. Fui bastante feliz para poder curá-las todas as três.

O pai e a mãe da senhorita Paradis, testemunhas de sua cura e dos progressos que ela fazia no uso de seus olhos, apressaram-se a espalhar esse acontecimento e sua satisfação. Acorria-se em multidão à minha casa para disso se assegurar; e cada um, após ter colocado a doente em um gênero de prova, retirava-se na admiração me dizendo as coisas mais lisonjeiras.

Os dois presidentes da Faculdade, à frente de uma deputação de sua corporação, determinados pelas instâncias repetidas de Sr. Paradis, dirigiram-se à minha casa; e, após terem examinado essa senhorita, juntaram altamente seu testemunho àquele do público. Sr. de Stoërck, um desses senhores, que conhecia particularmente essa jovem pessoa, tendo-a tratado durante dez anos sem nenhum sucesso, exprimiu-me sua satisfação por uma cura tão interessante e seus pesares por ter tanto atrasado em favorecer, por seu reconhecimento, a importância dessa descoberta. Muitos médicos, cada um em particular, seguiram o exemplo de nossos chefes e renderam a mesma homenagem à verdade.

Depois de atitudes tão autênticas, Sr. Paradis acreditou dever exprimir seu reconhecimento, transmitindo-o, por seus escritos, a toda a Europa. Foi ele que, no tempo, consagrou nas folhas públicas os detalhes[10] interessantes da cura de sua filha.

[10] Eis, para a satisfação do leitor, o resumo histórico dessa cura singular; foi fielmente extraído do relatório escrito em língua alemã, pelo próprio pai. Foi ele que me remeteu, no mês de março do ano de 1777, para torná-lo público; está atualmente sob meus olhos.
Maria Teresa Paradis, filha única do Sr. Paradis, secretário de SS. MM. II. e RR. [Suas Majestades Imperiais e Reais], nasceu em Viena, em 15 de maio de 1759: ela tinha os olhos bem organizados.
Em 9 de dezembro de 1762, percebeu-se, em seu despertar, que ela aí não via mais; seus pais ficaram tanto mais surpresos e aflitos com esse acidente súbito, quanto, desde seu nascimento, nada tinha anunciado alteração nesse órgão.
Reconheceu-se que era uma gota serena perfeita, cuja causa podia ser um humor repercutido, ou um susto de que essa criança fora atingida na mesma noite, por um barulho que se fez à porta de seu quarto.
Os pais desolados empregaram, de início, os meios que foram julgados os mais próprios para remediar esse acidente, tais como os vesicatórios, as sanguessugas e os cautérios.
O primeiro desses meios foi mesmo levado muito longe, uma vez que, durante mais de dois meses, sua cabeça foi coberta de um emplastro, que entretinha uma supuração contínua. A isso se juntaram, durante muitos anos, os purgativos e aperitivos, o uso da planta *pulsatilla* e da raiz valeriana. Esses diferentes meios não tiveram nenhum sucesso; seu estado mesmo era agravado de convulsões nos olhos e nas pálpebras, que, dirigindo-se ao cérebro, davam lugar a transportes que faziam temer a alienação de espírito. Seus olhos se tornaram salientes e estavam de tal forma deslocados que não se percebia, o mais frequentemente, senão o branco; o que, junto à convulsão, tornava seu aspecto desagradável e penoso de suportar. Recorreu-se, no último ano, à eletricidade, que lhe foi administrada sobre os olhos, por mais de três mil comoções; ela experimentava até cem por sessão. Este último meio lhe foi funesto e acrescentou de tal forma à sua irritabilidade e às suas convulsões, que não se pôde preservá-la de acidente senão por sangrias reiteradas.
O Sr. Barão de Wenzel, em sua última estada em Viena, foi encarregado da parte de S. M. [Sua Majestade] de examiná-la e de lhe dar socorro, se fosse possível; ele disse, após esse exame, que a acreditava incurável.

Malgrado esse estado e as dores que o acompanhavam, seus pais não negligenciaram nada para sua educação e para distraí-la de seus sofrimentos: ela tinha feito grandes progressos na música; e seu talento sobre o órgão e o cravo lhe proporcionou a feliz vantagem de ser conhecida da Imperatriz-Rainha. Sua Majestade, tocada de seu infeliz estado, bem quis lhe conceder uma pensão.

O doutor Mesmer, médico, conhecido há alguns anos pela descoberta do magnetismo animal, e que fora testemunha dos primeiros tratamentos que lhe foram feitos em sua infância, observava há algum tempo essa doente com uma atenção particular, todas as vezes que tinha a ocasião de encontrá-la; ele se informava das circunstâncias que tinham acompanhado essa doença e dos meios de que se serviram para tratá-la até então. O que ele julgava o mais contrário, e que parecia inquietá-lo, foi a maneira pela qual se fizera uso da eletricidade.

Não obstante o grau a que essa doença chegara, ele fez esperançar à família de que faria retomar aos olhos sua posição natural, apaziguando as convulsões e acalmando as dores; e embora se tenha sabido, na sequência, que ele concebera desde então a esperança de lhe restituir a faculdade de ver, não a testemunhou aos pais, aos quais uma experiência infeliz e de contrariedades sustentadas fizeram formar a resolução de não mais fazer nenhuma tentativa para uma cura que consideravam como impossível.

Sr. Mesmer começou seu tratamento em 20 de janeiro último: seus primeiros efeitos foram o calor e o rubor na cabeça; ela tinha, em seguida, tremor nas pernas e nos braços; experimentava na nuca um leve puxão, que levava sua cabeça para trás, e que, aumentando sucessivamente, acrescentava o abalo convulsivo dos olhos.

No segundo dia do tratamento, Sr. Mesmer produziu um efeito que surpreendeu muito as pessoas que dele foram testemunhas: estando assentado ao lado da doente, ele dirigia sua bengala para sua figura representada por um espelho e, ao mesmo tempo em que agitava essa bengala, a cabeça da doente lhe seguia os movimentos; essa sensação era tão forte, que ela própria anunciava as diferentes variações do movimento da bengala. Percebeu-se logo que a agitação dos olhos aumentava e diminuía alternativamente, de uma maneira muito sensível; seus movimentos multiplicados para fora e para dentro eram, algumas vezes, seguidos de uma inteira tranquilidade; ela foi absoluta desde o quarto dia e os olhos tomaram sua situação natural: o que deu lugar a notar que o esquerdo era menor que o direito; mas, continuando o tratamento, eles se igualaram perfeitamente.

O tremor dos membros cessou poucos dias depois; mas ela experimentava, no occipício, uma dor que penetrava a cabeça e aumentava em se insinuando para a frente: quando chegou na parte onde se unem os nervos óticos, pareceu-lhe, durante dois dias, que sua cabeça se dividia em duas partes. Essa dor seguiu os nervos óticos, dividindo-se como eles; ela a definia como picadas de pontas de agulhas, que, avançando sucessivamente para os globos, chegaram a penetrá-los e aí se multiplicar em se espalhando na retina. Essas sensações eram frequentemente acompanhadas de comoções.

O olfato da doente estava alterado há muitos anos e a secreção do muco não se fazia. Seu tratamento lhe fez experimentar um inchaço interior do nariz e das partes vizinhas, que se determinou em oito horas, por uma evacuação copiosa de uma matéria verde e viscosa; ela teve, ao mesmo tempo, uma diarreia de uma abundância extraordinária; as dores dos olhos aumentaram e ela se queixava de vertigens. Sr. Mesmer julgou que eram o efeito das primeiras impressões da luz; ele fez então permanecer a doente na casa dele, a fim de se assegurar das precauções necessárias.

A sensibilidade desse órgão se tornou tal, que, após ter coberto seus olhos com uma tripla fita, ele foi ainda forçado a mantê-la em uma câmara escura, visto que a menor impressão da luz, sobre todas as partes do corpo indiferentemente, agitava-a a ponto de fazê-la cair. A dor que ela experimentava nos olhos mudou sucessivamente de natureza; era, de início, geral e cruciante, foi, em seguida, uma viva comichão, que terminou por uma sensação semelhante à que produziria um pincel levemente passado sobre a retina. Esses efeitos progressivos deram lugar a Sr. Mesmer de pensar que a cura estava bastante avançada para dar à doente uma primeira ideia da luz e de suas modificações. Ele lhe tirou a fita, deixando-a na câmara escura, e a convidou a prestar atenção ao que experimentavam seus olhos, diante dos quais ele colocava alternativamente objetos brancos e pretos; ela explicava a sensação que lhe ocasionavam os primeiros, como se lhe insinuassem no globo pontas sutis, cujo efeito doloroso tomava a direção do cérebro: essa dor e as diferentes sensações que a acompanhavam aumentavam e diminuíam na razão do grau de brancura dos objetos que eram apresentados; e Sr. Mesmer as fazia cessar totalmente, substituindo-os por pretos.

Por esses efeitos sucessivos e opostos, ele fez conhecer à doente que a causa dessas sensações era externa e que elas diferiam nisso das que ela tivera até então; ele chegou, assim, a lhe fazer conceber a diferença da luz e de sua privação, assim como de sua gradação. Para continuar sua instrução, Sr. Mesmer lhe apresentava as diferentes cores; ela observava então que a luz se insinuava mais brandamente e lhe deixava alguma impressão: ela as distinguiu logo, comparando-as, mas sem poder reter seus nomes, embora tivesse uma memória muito feliz. À vista do preto, ela dizia tristemente que não via mais nada e que isso lhe recordava sua cegueira.

Nos primeiros dias, a impressão de um objeto sobre a retina durava um minuto após tê-lo olhado; de sorte que, para dele distinguir um outro e não confundi-lo com o primeiro, ela era forçada a cobrir seus olhos enquanto durasse sua primeira impressão.

Ela distinguia em uma obscuridade onde as outras pessoas viam dificilmente; mas perdeu sucessivamente essa faculdade, quando seus olhos puderam admitir mais luz.

Os músculos motores de seus olhos não lhe tendo servido até ali, deles foi preciso lhe ensinar o uso para dirigir os movimentos desse órgão, procurar os objetos, vê-los, fixá-los diretamente e indicar sua situação. Essa instrução, da qual não se podem prestar as dificuldades multiplicadas, era tanto mais penosa, quanto era frequentemente interrompida por acessos de melancolia, que eram uma sequência de sua doença.

Em 9 de fevereiro, Sr. Mesmer ensaiou, pela primeira vez, fazer-lhe ver figuras e movimentos; ele próprio se apresentou diante dela na câmara escura. Ela ficou assustada vendo a figura humana: o nariz lhe pareceu ridículo e, durante vários dias, ela não podia olhá-lo sem desatar a rir. Ela pediu para ver um cão que acariciava frequentemente; o aspecto desse animal lhe pareceu mais agradável que o do homem. Não sabendo o nome das figuras, delas desenhava exatamente a forma com o dedo. Um ponto de instrução das mais difíceis foi lhe ensinar a tocar o que ela via e a combinar essas duas faculdades. Não tendo nenhuma ideia da distância, tudo lhe parecia ao seu alcance, qualquer que fosse seu afastamento, e os objetos lhe pareciam se engrandecer à medida que deles se aproximava.

O exercício contínuo que ela era obrigada a fazer para combater sua indestreza e o grande número de coisas que tinha de aprender a magoavam, algumas vezes, a ponto de lhe fazer lastimar seu estado precedente; tanto mais que, quando ela era cega, admiravam-se de sua destreza e de sua inteligência. Mas sua alegria natural levava-a se refazer e os cuidados continuados de Sr. Mesmer lhe faziam realizar novos progressos. Ela, insensivelmente, chegou a suportar a luz do dia e a distinguir perfeitamente os objetos a toda distância; nada lhe escapava, mesmo nas figuras pintadas em miniatura, das quais ela contrafazia os traços e as atitudes. Ela tinha mesmo o talento singular de julgar, com uma exatidão surpreendente, o caráter das pessoas que via, por sua fisionomia. A primeira vez que viu o céu estrelado, ela testemunhou o espanto e a admiração; e, desde esse momento, todos os objetos que lhe são apresentados, como belos e agradáveis,

No número dos médicos que tinham vindo à minha casa satisfazer sua curiosidade, estava Sr. Barth, professor de Anatomia das Doenças dos Olhos e que operava a catarata; ele reconhecera mesmo duas vezes que a senhorita Paradis gozava da faculdade de ver. Esse homem, levado pela inveja, ousou espalhar no público que essa senhorita não via e que disso ele se assegurara por si mesmo; apoiava essa asserção em que ela ignorava ou confundia o nome dos objetos que lhe eram apresentados. Respondiam-lhe de toda parte que ele confundia, nisso, a incapacidade necessária dos cegos de nascença ou da primeira idade, com os conhecimentos adquiridos dos cegos operados da catarata. Como, diziam-lhe, um homem de tua profissão pode produzir um erro tão grosseiro? Mas sua impudência respondia a tudo pela afirmativa do contrário. Apesar de o público lhe repetir que mil testemunhas depunham em favor da cura; ele só, sustentando a negativa, associava-se, assim, a Sr. Ingenhousze, inoculador de que falei.

Esses dois personagens, tratados, de início, como extravagantes pelas pessoas honestas e sensatas, chegaram a formar um conluio para remover a senhorita Paradis dos meus cuidados, no estado de imperfeição em que estavam ainda seus olhos, para impedir que ela fosse apresentada à Sua Majestade, como devia sê-lo, e para dar crédito, assim, sem retorno, à impostura avançada. Empreendeu-se, para esse efeito, acalorar Sr. Paradis, pelo temor de ver suprimir a pensão de sua filha e muitas outras vantagens que lhe eram anunciadas. Em consequência, ele reclamou sua filha. Esta, de concerto com sua mãe, testemunhou-lhe sua repugnância e o temor de que sua cura fosse imperfeita. Insistiu-se; e essa contrariedade, renovando suas convulsões, ocasionou-lhe uma recaída lastimável. Isso não teve, entretanto, consequência relativamente aos seus olhos; ela continuou a aperfeiçoar

---
parecem-lhe muito inferiores ao aspecto das estrelas, pelas quais ela testemunha uma preferência e uma prontidão decididas.
O grande número de pessoas de todos os estados que vinha vê-la fez temer Sr. Mesmer de que ela fosse com isso excessivamente fatigada e sua prudência o engajou a tomar precauções a esse respeito. Seus contraditores disso se prevaleceram, assim como da indestreza e da incapacidade da jovem, para atacar a realidade de sua cura; mas Sr. Mesmer assegura que o órgão está em sua perfeição e que ela facilitará o uso dele em exercitando-o com aplicação e perseverança. (Nota de Mesmer.)

Memórias e Aforismos de Mesmer 59

seu uso. O pai, vendo-a melhor e sempre animado pelo conluio, renovou suas atitudes; tornou a demandar sua filha com calor e forçou sua mulher a exigi-la. A filha resistiu, pelos mesmos motivos que precedentemente. A mãe, que até então os apoiara e me rogara escusar as extravagâncias de seu marido, veio me anunciar, em 29 de abril, que entendia, desde o instante, retirar sua filha. Respondi-lhe que ela era a soberana; mas que, se disso resultassem novos aci-

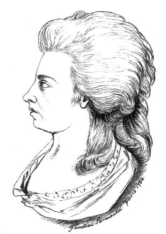

Maria Tereza Paradis

dentes, ela devia renunciar aos meus cuidados. Esse propósito foi ouvido por sua filha; moveu sua sensibilidade e ela recaiu em um estado de convulsão. Foi socorrida pelo Sr. Conde de Pellegrini, um de meus doentes. A mãe, que ouviu seus gritos, deixou-me bruscamente, arrancou sua filha com furor das mãos da pessoa que a socorria, dizendo: Desgraçada, tu és também conivente com as gentes desta casa! E lhe lançou com raiva a cabeça contra a muralha. Todos os acidentes dessa infortunada se renovaram. Eu acorri a ela para socorrê-la; a mãe, sempre em furor, lançou-se sobre mim para disso me impedir, cumulando-me de injúrias. Afastei-a pela mediação de algumas pessoas de minha família e me aproximei de sua filha para lhe dar meus cuidados. Enquanto ela me ocupava, ouvi, de novo, gritos de furor e esforços repetidos para abrir e fechar alternativamente a porta do cômodo onde eu estava. Era o senhor Paradis, que, advertido por um doméstico de sua mulher, introduzira-se em minha casa com a espada à mão e queria entrar nesse apartamento, enquanto que meu doméstico buscava afastá-lo assegurando minha porta. Chegou-se a desarmar esse furioso e ele saiu de minha casa, após ter vomitado mil imprecações contra mim e minha família. Sua mulher, de outro lado, caíra em fraqueza; fiz-lhe dar os socorros de que tinha necessidade e ela se retirou algumas horas depois;

mas sua infeliz filha experimentava vomições, convulsões e furores, que o menor barulho e, sobretudo, o som dos sinos renovava com excesso. Ela tinha mesmo recaído em sua primeira cegueira, pela violência do golpe que sua mãe lhe ocasionara, o que me dava lugar de temer pelo estado do cérebro. Tais foram, para ela e para mim, os funestos efeitos dessa aflitiva cena. Ter-me-ia sido fácil fazer constatar juridicamente os excessos, pelo testemunho do Sr. Conde de Pellegrini e o de oito pessoas que estavam em minha casa, sem falar de tantos vizinhos que estavam em condições de depor a verdade; mas, unicamente ocupado em salvar, se fosse possível, a senhorita Paradis, negligenciei todos os meios que me oferecia a justiça.

Meus amigos se reuniram em vão para me fazer entrever a ingratidão demonstrada dessa família e as sequências infrutíferas de meus trabalhos; insisti em minha primeira resolução e teria a me felicitar, se tivesse podido vencer, por benefícios, os inimigos da verdade e de meu repouso.

Aprendi, no dia seguinte, que o senhor Paradis, procurando cobrir seus excessos, espalhou no público as imputações mais atrozes sobre minha conta, e sempre em vista de retirar sua filha e de provar, por seu estado, o perigo de meus meios. Recebi, com efeito, pelo Sr. Ost, médico da Corte, uma *ordem* por escrito do Sr. de Stoërck, em sua qualidade de primeiro médico, *datada de Schoenbrunn, 2 de maio de 1777*, que me intimava a *terminar essa trapaça* (era sua expressão), "e a restituir a senhorita Paradis à sua família, se eu pensasse que ela pudesse sê-lo sem perigo".

Quem teria podido acreditar que o Sr. de Stoërck, que estava bem instruído, pelo mesmo médico, de tudo o que se passara em minha casa e que, desde sua primeira visita, viera duas vezes se convencer por si mesmo dos progressos da doente e da utilidade de meus meios, se permitisse empregar a meu respeito a expressão da ofensa e do desprezo? Eu tinha lugar de pensar, ao contrário, que, essencialmente colocado para reconhecer uma verdade desse gênero, ele seria dela o defensor. Ouso mesmo dizer que, como presidente da Faculdade, mais ainda, como depositário da confiança de Sua Majestade, era o primeiro de seus deveres proteger, nessa circunstância, um membro da Faculdade que ele sabia ser sem repreensão, e que ele tinha cem vezes assegurado de sua afeição e de sua estima. Respondi, além do mais, a essa ordem pouco refletida, que a doente estava fora de condições de ser transportada sem ser exposta a perecer.

O perigo da morte ao qual estava exposta a senhorita Paradis se impôs, sem dúvida, a seu pai e lhe fez fazer algumas reflexões. Ele empregou junto de mim a mediação de duas pessoas recomendáveis, para me engajar a dar ainda meus cuidados à sua filha. Fiz-lhe dizer que seria com a condição de que nem ele nem sua mulher aparecessem mais em minha casa. Meu tratamento, com efeito, ultrapassou minhas esperanças e nove dias bastaram para acalmar inteiramente as convulsões e fazer cessar os acidentes; mas a cegueira era a mesma.

Quinze dias de tratamento a fizeram cessar e restabeleceram o órgão ao estado em que estava antes do acidente. Aí juntei ainda quinze dias de instrução, para aperfeiçoar e refirmar sua saúde. O público veio então se assegurar de seu restabelecimento e cada um em particular me deu, mesmo por escrito, novos testemunhos de sua satisfação. O senhor Paradis, assegurado do bom estado de sua filha pelo Sr. Ost, que, à sua requisição e com meu consentimento, seguia os progressos do tratamento, escreveu uma carta à minha mulher, em que agradecia por seus cuidados maternos. Ele me dirigiu também o mesmo agradecimento, rogando-me aceitar suas escusas sobre o passado e seu reconhecimento pelo porvir; ele terminava me rogando lhe reenviar sua filha, para lhe fazer respirar o ar da campina, para onde ele ia se mudar; que, de lá, ele a reenviaria à minha casa, todas as vezes que eu o julgasse necessário para continuar sua instrução, e que esperava que eu quisesse bem lhe conceder meus cuidados. Acreditei-o de boa fé e lhe reenviei sua filha em 8 do mês de junho. Aprendi, no dia seguinte, que sua família afetava espalhar que ela era sempre cega e convulsiva, e a apresentava como tal, forçando-a a imitar as convulsões e a cegueira. Essa notícia experimentou primeiro algumas contradições da parte das pessoas que tinham se assegurado do contrário; mas foi sustentada e acreditada pelo conluio obscuro do qual o senhor Paradis era o instrumento, sem que me fosse possível deter seus progressos pelos testemunhos mais recomendáveis, tais como os do Sr. de Spielmann, conselheiro áulico de SS. MM. e diretor da Chancelaria de Estado; dos Srs. Conselheiros de SS. MM., De Molitor, de Umlauer, médico de SS. MM.; De Boulanger, de Heufeld, e dos Srs. Barão de Colnbach e de Weber, que, independentemente de várias outras pessoas, seguiram por si mesmos, quase todos os dias, meus procedimentos e seus efeitos. Foi assim que se chegou, sucessivamente, malgrado minha perseverança e meus trabalhos, a colocar na categoria das suposições, ou, ao menos, das coisas mais incertas, a verdade mais autenticamente demonstrada.

É fácil conceber quanto eu devia estar afetado pelo encarniçamento de meus adversários em me prejudicar e pela ingratidão de uma família que eu cumulara de benefícios. No entanto, continuei, durante os seis últimos meses do ano de 1777, a aperfeiçoar a cura da senhorita Ossine e da chamada Zwelferine, das quais se recordará que, a respeito dos olhos, o estado era ainda mais grave que o da senhorita Paradis. Continuei ainda com sucesso o tratamento dos doentes que me restavam, particularmente o da senhorita Wipior, da idade de nove anos, tendo sobre um olho uma excrescência da córnea, conhecida sob o nome de estafiloma; e essa elevação de natureza cartilaginosa, que era de 3 a 4 linhas, privava-a da faculdade de ver daquele olho. Felizmente, cheguei a resolver essa excrescência, a ponto de lhe restituir a faculdade de ler de lado. Não lhe restava senão uma belida leve no centro da córnea, e não duvido de que a teria feito desaparecer inteiramente, se as circunstâncias me tivessem permitido prolongar seu tratamento; mas, fatigado de meus trabalhos há doze anos consecutivos, mais ainda da animosidade sustentada de meus adversários, sem ter recolhido, de minhas pesquisas e de minhas penas, outra satisfação senão aquela que a adversidade não podia me tirar, acreditei ter cumprido, até então, tudo o que devia aos meus concidadãos; e, persuadido de que um dia se me renderia mais justiça, resolvi viajar, com o único objeto de me proporcionar o descanso de que tinha necessidade. Mas, para ir, tanto quanto me cabia, ao encontro do preconceito e das imputações, dispus as coisas de maneira a deixar em minha casa, durante minha ausência, a senhorita Ossine e a chamada Zwelferine. Tomei desde a precaução de dizer ao público o motivo desse arranjo, anunciando-lhe que essas pessoas estavam em minha casa, para que seu estado pudesse ser constatado a cada instante e servir de apoio à verdade. Elas aí permaneceram oito meses, desde minha partida de Viena, e não saíram senão por ordem superior.

Chegado a Paris[11] no mês de fevereiro de 1778, comecei a aí desfrutar das doçuras do repouso e a me entregar inteiramente à interessante relação dos cientistas e dos médicos dessa capital, quando, para responder às prevenções e às cortesias de que eles me cumulavam, fui levado a satisfazer sua curiosidade, falando-lhes de meu sistema. Surpreendidos de sua natureza e de seus efeitos, dele me pediram a explicação. Dei-lhes minhas asserções sumárias em dezenove artigos.[12] Elas lhes pareceram sem nenhuma relação com os conhecimentos estabelecidos. Senti, com efeito, quanto era difícil persuadir, só pelo raciocínio, da existência de um princípio do qual não se tinha ainda nenhuma ideia; e me rendi, por essa consideração, ao pedido que me era feito, de demonstrar a realidade e a utilidade de minha teoria, pelo tratamento de algumas doenças graves.

Vários doentes me deram sua confiança; a maior parte estava em um estado tão desesperado, que foi preciso todo o meu desejo de lhes ser útil, para me determinar a empreendê-los: entretanto, obtive a cura de uma melancolia vaporosa com vomição espasmódica; de muitas obstruções inveteradas no baço, no fígado e no mesentério; de uma gota serena imperfeita, ao grau de impedir o doente de se conduzir sozinho; de uma para-

---

[11] Meus adversários, sempre ocupados em me prejudicar, apressaram-se a espalhar, à minha chegada na França, prevenções sobre minha conta. Eles se permitiram comprometer a Faculdade de Viena, fazendo inserir uma carta anônima no *Jornal Enciclopédico* do mês de março de 1778, página 506; e Sr. Hell, bailio de Hirsingen e de Lunzen, não temeu emprestar seu nome a esse escrito difamatório. Eu não era, entretanto, conhecido dele; e o vira apenas em Paris, desde essa época, para receber suas escusas. A infidelidade, as inconsequências e a malignidade dessa carta não merecem, além do mais, senão o desprezo; basta lê-la para disso se convencer. (Nota de Mesmer.)
[12] Essas mesmas asserções foram transmitidas, em 1776, à Sociedade Real de Londres, por Sr. Elliot, enviado da Inglaterra à dieta de Ratisbona; eu as comunicara a esse ministro, sobre seu pedido, após ter feito, sob seus olhos, experiências multiplicadas em Munique e em Ratisbona. (Nota de Mesmer.)

lisia geral com estremecimento, que dava ao doente, da idade de quarenta anos, todas as aparências da velhice e da embriaguez: essa doença era a sequência de uma geladura; tinha sido agravada pelos efeitos de uma febre pútrida e maligna, da qual esse doente fora atacado, há seis anos, na América. Ainda obtive o mesmo sucesso sobre uma paralisia absoluta das pernas, com atrofia; sobre uma vomição habitual, que reduzia o doente ao estado de marasmo; sobre uma caquexia escrofulosa; e, enfim, sobre uma degeneração geral dos órgãos da transpiração.

Esses doentes, cujo estado era conhecido e constatado pelos médicos da Faculdade de Paris, todos experimentaram crises e evacuações sensíveis, e análogas à natureza de suas doenças, sem terem feito uso de nenhum medicamento; e, após terem terminado seu tratamento, deixaram-me dele uma declaração detalhada.

Eis, sem dúvida, mais do que era preciso para demonstrar sem réplica as vantagens de meu método e eu tinha lugar de me lisonjear de que a convicção seria disso a sequência; mas as pessoas que me tinham determinado a empreender esse tratamento não se puseram ao alcance de lhe reconhecer os efeitos, e isso, por considerações e motivos cujo detalhe estaria deslocado nesta memória. Resultou que as curas, não tendo sido comunicadas, contra minha espera, às corporações cuja consideração unicamente podia fixar a opinião pública, não cumpriram senão muito imperfeitamente o objeto que eu me propusera e do qual se me lisonjeara; o que me leva a fazer hoje um novo esforço para o triunfo da verdade, dando mais extensão às minhas primeiras asserções e uma publicidade que lhes faltou até aqui.

### Proposições

1º Existe uma influência mútua entre os corpos celestes, a Terra e os corpos animados.

2º Um fluido universalmente difundido, e contínuo de maneira a não sofrer nenhum vazio, cuja sutileza não permite nenhuma comparação, e que, de sua natureza, é suscetível de receber, propagar e comunicar todas as impressões do movimento, é o meio dessa influência.

3º Essa ação recíproca está submetida a leis mecânicas desconhecidas até o presente.

4º Resultam, dessa ação, efeitos alternativos, que podem ser considerados como um fluxo e refluxo.

5º Esse fluxo e refluxo é mais ou menos geral, mais ou menos particular, mais ou menos composto, segundo a natureza das causas que o determinam.

6º É por essa operação (a mais universal daquelas que a natureza nos oferece) que as relações de atividade se exercem entre os corpos celestes, a Terra e suas partes constitutivas.

7º As propriedades da matéria e do corpo organizado dependem dessa operação.

8º O corpo animal experimenta os efeitos alternativos desse agente; e é em se insinuando na substância dos nervos que ele os afeta imediatamente.

9º Manifestam-se particularmente, no corpo humano, propriedades análogas às do ímã; aí se distinguem polos igualmente diversos e opostos, que podem ser comunicados, mudados, destruídos e reforçados; o fenômeno mesmo da inclinação aí é observado.[13]

10º A propriedade do corpo animal, que o torna suscetível à influência dos corpos celestes e à ação recíproca daqueles que o cercam, manifestada por sua analogia com o ímã, determinou-me a nomeá-la MAGNETISMO ANIMAL.

11º A ação e a virtude do magnetismo animal, assim caracterizadas, podem ser comunicadas a outros corpos animados e inanimados. Uns e outros são, entretanto, a elas mais ou menos suscetíveis.

12º Essa ação e essa virtude podem ser reforçadas e propagadas por esses mesmos corpos.

13º Observa-se, na experiência, o escoamento de uma matéria cuja sutileza penetra todos os corpos, sem perder notavelmente sua atividade.

14º Sua ação tem lugar a uma distância afastada, sem o socorro de nenhum corpo intermediário.

15º Ela é aumentada e refletida pelos espelhos, como a luz.

16º Ela é comunicada, propagada e aumentada pelo som.

[13] Essa proposição está geralmente abandonada pelos magnetistas de nossos dias. (Nota de Sr. Ricard.)

17° Essa virtude magnética pode ser acumulada, concentrada e transportada.

18° Eu disse que os corpos animados não eram a ela igualmente suscetíveis: deles há mesmo, embora raríssimos, que têm uma propriedade tão oposta, que só sua presença destrói todos os efeitos desse magnetismo nos outros corpos.

19° Essa virtude oposta penetra também todos os corpos; ela pode ser igualmente comunicada, propagada, acumulada, concentrada e transportada, refletida pelos espelhos e propagada pelo som; o que constitui não somente uma privação, mas uma virtude oposta positiva.

20° O ímã, seja natural, seja artificial, é, assim como os outros corpos, suscetível ao magnetismo animal, e mesmo à virtude oposta, sem que, nem em um nem no outro caso, sua ação sobre o ferro e a agulha sofra nenhuma alteração; o que prova que o princípio do magnetismo animal difere essencialmente daquele do mineral.

21° Esse sistema fornecerá novos esclarecimentos sobre a natureza do fogo e da luz,[14] assim como para a teoria da atração, do fluxo e refluxo, do ímã e da eletricidade.

22° Ele fará conhecer que o ímã e a eletricidade artificial não têm, a respeito das doenças, senão propriedades comuns com vários outros agentes que a natureza nos oferece; e que, se resultaram alguns efeitos úteis da administração daqueles, eles são devidos ao magnetismo animal.

23° Reconhecer-se-á pelos fatos, segundo as regras práticas que estabelecerei, que esse princípio pode curar imediatamente as doenças dos nervos, e mediatamente as outras.

24° Que, com seu socorro, o médico é esclarecido sobre o uso dos medicamentos; que ele aperfeiçoa sua ação, e que provoca e dirige as crises salutares, de maneira a delas se tornar o senhor.

25° Comunicando meu método, demonstrarei, por uma teoria nova das doenças, a utilidade universal do princípio

---

[14] É de notar que os trabalhos dos fisiologistas e dos físicos modernos tendem todos a confirmar essa asserção de Mesmer. O fluido nervoso é admitido, por certos fisiologistas, como análogo ao fluido elétrico; e os fenômenos da chama, na combustão dos corpos, são considerados, pela maior parte de nossos físicos, como o resultado de um desprendimento elétrico. (Nota de Sr. Ricard.)

que lhes oponho.

26º Com esse conhecimento, o médico julgará seguramente a origem, a natureza e os progressos das doenças, mesmo das mais complicadas; delas impedirá o acrescimento e chegará à sua cura, sem jamais expor o doente a efeitos perigosos ou sequências lastimáveis, quaisquer que sejam a idade, o temperamento e o sexo. As mulheres, mesmo no estado de gravidez e durante os partos, desfrutarão da mesma vantagem.

27º Essa doutrina, enfim, colocará o médico em condições de bem julgar do grau de saúde de cada indivíduo e de preservá-lo de doenças às quais poderia estar exposto. A arte de curar chegará, assim, à sua última perfeição.

Embora não haja nenhuma dessas asserções sobre a qual minha observação constante, há doze anos, tenha me deixado a incerteza, concebo facilmente, segundo os princípios recebidos e os conhecimentos estabelecidos, que meu sistema deve parecer, à primeira vista, prender-se à ilusão tanto quanto à verdade. Mas rogo às pessoas esclarecidas afastarem os preconceitos e suspenderem, ao menos, seu julgamento, até que as circunstâncias me permitam dar aos meus princípios a evidência de que são suscetíveis. A consideração dos homens que gemem nos sofrimentos e na infelicidade, apenas pela insuficiência dos meios conhecidos, é bem de natureza a inspirar o desejo e mesmo a esperança de reconhecer outros mais úteis.

Os médicos, como depositários da confiança pública, no que toca de mais perto a conservação e a felicidade dos homens, são os únicos capazes, pelos conhecimentos essenciais ao seu estado, de bem julgar da importância da descoberta que venho de anunciar e de apresentar suas sequências. Só eles, numa palavra, são capazes de colocá-la em prática.

A vantagem que tenho de partilhar a dignidade de sua profissão não me permite duvidar de que eles se apressem a adotar e a difundir princípios que tendam ao maior alívio da humanidade, desde que forem fixados por esta memória, que lhes é essencialmente destinada, sobre a verdadeira ideia do MAGNETISMO ANIMAL.

# Segunda memória

de Mesmer,

Impressa no ano VII

*Multa, renascentur quæ jam cecidere, cadentque quæ nunc sunt in honore...*[1]

Horácio

## Preâmbulo

A história oferece poucos exemplos de uma descoberta que, malgrado sua importância, tenha experimentado tanta dificuldade para se estabelecer e para se acreditar, do que a de um agente sobre os nervos, agente desconhecido até aqui, e que eu nomeio *magnetismo animal*.

A obstinação com a qual se opôs aos progressos da opinião nascente, sobre esse novo método de curar, fez-me fazer esforços para retificar e para abarcar, em um sistema, uma grande parte dos conhecimentos físicos.

Antes de produzir esse sistema, no qual tentei aproximar e encadear os princípios que o compõem, acreditei dever dar, em uma memória preliminar, uma ideia justa e precisa de seu objeto, da extensão de sua utilidade, e destruir os erros e os preconceitos aos quais ele pôde dar lugar.

Apresentarei uma teoria tão simples quanto nova das doenças, de sua marcha e de seu desenvolvimento, e substituirei, por uma prática igualmente simples, geral e tomada na natureza, os princípios incertos que, até o presente, serviram de regra à Medicina.

Em sua maior parte, as propriedades da matéria organizada, tais como a coesão, a elasticidade, a gravidade, o fogo, a luz, a eletricidade, a irritabilidade animal, que, até o presente,

---
[1] Esta epígrafe consta em outras edições, mas não aparece na de Ricard. Ela diz: "*Muitas palavras renascerão, que hoje caíram, E cairão, que agora estão em honra...*" (HORÁCIO, *Arte Poética*, v. 70.)

foram consideradas como qualidades *ocultas*, serão explicadas por meus princípios e seu mecanismo posto em evidência.

Lisonjeio-me de ter lançado uma nova luz sobre a teoria dos sentidos e do instinto. Por meio dessa teoria, ensaiei explicar mais perfeitamente os fenômenos, tão variados quanto espantosos, do estado chamado *sonambulismo*, que não é outra coisa que um desenvolvimento crítico de certas doenças: a história da Medicina reporta deles um tão grande número de exemplos, que não se pode duvidar de que esses fenômenos tenham sempre parecido um assunto de observações interessantes para as pessoas da arte; e eu mesmo posso afirmar, hoje, que todas as nuanças de alienações do espírito pertencem a essa crise extraordinária.

É ela que produz as aparições maravilhosas, os êxtases, as visões inexplicáveis, fontes de tantos erros e de opiniões absurdas. Sente-se o quanto a obscuridade mesma que cobria tais fenômenos, junto à ignorância da multidão, deveu favorecer o estabelecimento dos preconceitos religiosos e políticos de todos os povos.

Espero que minha teoria previna, doravante, essas interpretações que produziram e alimentaram a superstição e o fanatismo e impeça, sobretudo, que aqueles que, seja por um acidente súbito ou por doenças agravadas, têm a infelicidade de cair no sonambulismo não sejam abandonados pela arte e recortados da sociedade como incuráveis; pois tenho a certeza de que os estados mais assustadores, tais como a loucura, a epilepsia e a maior parte das convulsões, são, o mais frequentemente, os funestos efeitos da ignorância do fenômeno de que falo e da impotência dos meios empregados pela Medicina; de que, quase em todos os casos, essas doenças não são senão crises desconhecidas e degeneradas; de que há, enfim, poucas circunstâncias em que não se possam preveni-las e curá-las.

Tenho a confiança de que os princípios cujas consequências são tão importantes não serão julgados nem sobre prevenções, nem sobre produções prematuras,[2] tampouco sobre

---

[2] Os imitadores de meu método de curar, por tê-lo demasiado levianamente exposto à curiosidade e à contradição, deram lugar a muitas prevenções contra ele. Desde essa época, tem-se confundido o sonambulismo com o magnetismo e,

fragmentos e contrafações que foram publicadas sem meu assentimento: menos ainda com base no relatório daqueles que, obsedados de preconceitos, deram suas próprias luzes por medida dos conhecimentos *possíveis*. Se, aliás, malgrado todos os esforços, eu não for bastante feliz para esclarecer meus contemporâneos sobre seus próprios interesses, terei, ao menos, a satisfação íntima de ter cumprido minha tarefa para com a sociedade.

---

por um zelo irrefletido, por um entusiasmo exagerado, tem-se querido constatar a realidade de um pelos efeitos surpreendentes do outro. A memória que se vai ler tem, em parte, por objeto desenganar de semelhante erro. (Nota de Mesmer.)

# Memória
de
# F. A. Mesmer,
Doutor em Medicina,
Sobre suas descobertas

---

A filosofia chegou, neste século, a triunfar sobre os preconceitos e a superstição: foi pelo ridículo, sobretudo, que ela teve sucesso em extinguir as fogueiras que o fanatismo, demasiado crédulo, acendera, porque o ridículo é a arma à qual o amor-próprio sabe menos resistir. Se a opinião elevava, outrora, a coragem até fazer desafiar o martírio, ao passo que, hoje, não se pode suportar o menor ridículo, é que o amor-próprio colocava então toda a sua glória na *força* da resistência e que, no presente, ele temeria a humilhação de uma credulidade que se tacharia de *fraqueza*. O ridículo seria, sem dúvida, o melhor meio de reformar as opiniões, se, todavia, tivesse apenas o erro por objeto; mas, por um zelo exagerado para os progressos da filosofia, abusou-se demasiado frequentemente desse meio: as verdades mais úteis foram desprezadas, confundidas com os erros e sacrificadas com eles.

Os desvarios da superstição não impediram, outrora, de reconhecer fatos surpreendentes, dos quais a falta de luzes não permitia perceber as causas; não se desdenhava constatar esses fatos com uma atenção proporcional à sua importância; e, se se enganavam sobre os *princípios*, não se tinham, ao menos, nenhuma dúvida sobre os *efeitos*: hoje, recusam-se ao exame e à verificação dos fatos, de sorte que se é reduzido a ignorar tanto os efeitos quanto as causas.

Mesmo quando certas verdades, em razão de sua vetustez e do abuso do espírito humano, são de tal forma desfiguradas que se encontram confundidas com os erros mais absurdos, essas verdades não perderam, por isso, o direito de reaparecer à luz para a felicidade dos homens; ouso dizer mesmo que é uma obrigação, para os que, por seus conhecimentos, pretendem à estima pública, pesquisar essas verdades para desprendê-las das trevas e dos preconceitos que as envolvem ainda, em lugar de se entrincheirar em uma incredulidade funesta aos progressos da ciência.

Anunciei, pela memória que publiquei no ano de 1779, sobre a descoberta do magnetismo animal, as reflexões que fizera há muitos anos sobre a universalidade de certas opiniões populares, que, segundo eu, eram os resultados de observações as mais gerais e as mais constantes.

Eu dizia, a esse respeito, que me impusera a tarefa de pesquisar o que os antigos erros podiam encerrar de útil e de verdadeiro; e acreditei poder avançar *que, entre as opiniões vulgares de todos os tempos, que não têm seu princípio no coração humano, havia poucas, por ridículas e mesmo extravagantes que pareçam, que não possam ser consideradas como o resto de uma verdade primitivamente reconhecida.*

Meu primeiro objeto foi meditar sobre o que podia ter dado lugar a opiniões absurdas, segundo as quais os destinos dos homens, assim como os acontecimentos da natureza, eram considerados como submetidos às constelações e às diferentes posições que os astros tinham entre si.

Um vasto sistema de influências ou de relações que ligam todos os seres, as leis mecânicas e mesmo o mecanismo das leis da natureza foi o resultado de minhas meditações e de minhas pesquisas.

Ouso me lisonjear de que as descobertas que fiz, e que são o assunto desta obra, alargarão os limites de nosso saber em Física, tanto quanto a invenção dos microscópios e dos telescópios o fez com relação aos tempos que nos precederam. Elas farão conhecer que a conservação do homem, assim como sua existência, está fundada sobre as leis gerais da natureza; que *o homem possui* propriedades análogas às do ímã; que ele é dotado de uma sensibilidade pela qual pode estar em relação com os seres que o cercam, mesmo os mais afastados, e que é suscetível de se carregar de um *tom* de movimento;[1] que ele pode, à *semelhança do fogo*, comunicar a outros corpos animados e inanimados; que esse movimento pode ser propagado, concentrado, refletido como a luz e comunicado pelo som; que, enfim, o princípio dessa ação, considerado como um agente sobre a substância íntima dos nervos do corpo animal, pode se tornar UM MEIO DE CURAR E MESMO DE SE PRESERVAR DE DOENÇAS.

Eu cheguei a reconhecer a causa imediata do importante fenômeno do movimento alternativo que nos oferece o oceano: estou convencido de que a ação dessa mesma causa não se limita a esse elemento, mas que ela se estende sobre todas as partes constitutivas de nosso globo; que essa ação, determinando o que chamo a *intensão*[2] e a *remissão* alternativas das propriedades da matéria organizada, anima e vivifica tudo o que existe; e que, enfim, essa ação, a mais universal, é para o mundo o que os dois atos da respiração são para a economia animal.

Eis, em substância, as principais descobertas que anuncio desde há vinte e cinco anos sob a denominação de *magnetismo animal*, denominação plenamente justificada pela natureza da coisa.

A singularidade dessa novidade revoltou, de início, na Alemanha, os físicos e os médicos, os eletrizadores e as pessoas que manejavam o ímã. Acolheram-se com desdém os primeiros anúncios feitos por um homem ainda ignorado entre eles. Contestou-se a possibilidade dos fenômenos, como sendo contrários aos princípios recebidos em Física. Em lugar de distrair a curiosidade, apressei-me para chegar ao ponto de torná-los úteis e não foi senão pelos fatos que eu quis convencer.

As primeiras curas obtidas sobre alguns doentes considerados como incuráveis suscitaram a inveja e produziram mesmo a ingratidão, que se reuniram para espalhar prevenções contra meu método de curar; de sorte que muitos cientistas se ligaram para fazer cair, se não no esquecimento, ao menos no desprezo, as aberturas que fiz sobre esse objeto: gritou-se,

---

[1] Entendo por *tom* um modo particular e determinado de movimento que têm entre si as partículas que constituem o fluido. (Nota de Mesmer.)
[2] Entendo pelas palavras *intensão* e *remissão* o aumento da propriedade ou da faculdade, o que é preciso não confundir com a *intensidade*, que exprime o efeito dessa propriedade ou faculdade mesma. (Nota de Mesmer.)

por toda parte, à impostura.

Na França, onde a nação é mais esclarecida e menos indiferente para os novos conhecimentos, não deixei de experimentar contrariedades de toda espécie e perseguições que meus compatriotas me tinham preparado de longa data, mas que, longe de me desencorajar, não fizeram senão redobrar meus esforços para o triunfo das verdades que eu considerava como essenciais à felicidade dos homens.

Um grande número de doentes que, durante dez a doze anos consecutivos, tinham experimentado os efeitos salutares desse método e de pessoas instruídas que se entregaram a essa prática benfazeja me rendeu uma justiça inteira. Mas alguns cientistas desse país, fazendo profissão de governar a opinião, por assim dizer, coalizaram-se com os estrangeiros, para colocar no número das ilusões tudo o que se apresentava em favor desse objeto: a autoridade de seu renome fortaleceu a prevenção.

Um ministro do reinado passado abusou de todo o seu poder para destruir a opinião nascente. Após ter ordenado (malgrado meus protestos) a formação de uma comissão para julgar minha doutrina e condená-la na prática que dela fazia uma pessoa que eu desaprovava, fez celebrar seu triunfo à Academia de Ciências, onde foi bajulado, por tê-los preservado, dizia-se, de um grande erro que fazia a vergonha do século. Ele inundou a Europa inteira de um relatório feito por essa comissão e terminou por entregar à derrisão pública, nos teatros, tanto minha doutrina quanto meu método de curar.

A grande nação à qual consagro o fruto de minhas descobertas continuaria a ver com indiferença que se chegara a lhe roubar, por baixas intrigas, a opinião consoladora de ter adquirido um meio novo de conservar e de restabelecer a saúde? Não; ela se apressará para voltar de seu erro sobre um objeto tão essencial à felicidade da humanidade.

Com efeito, ter-se-á dificuldade em crer que vinte e cinco anos de esforços não tenham podido desprender essas preciosas descobertas da incerteza na qual elas foram envolvidas pelas circunstâncias. Será preciso deixar se escoar este século, sem avançar um passo em Física, e permanecer estacionário sobre a eletricidade e o ímã? Buscar-se-ia ainda se reunir para se opor a uma revolução que eu queria operar na arte que fez menos progresso e, no entanto, a mais necessária aos homens?

Ver-se-á, ouso acreditá-lo, que as descobertas não são um encontro do acaso, mas o resultado do estudo e da observação das leis da natureza; que a prática que eu ensino não é um empirismo cego, mas um método raciocinado.

Embora eu saiba muito bem que o primeiro princípio de todo conhecimento humano é a experiência e que é por ela que se pode constatar a realidade das suposições, ocupei-me em provar de antemão, por um encadeamento de noções simples e claras, a possibilidade dos fatos que anunciei e dos quais um grande número foi publicado sob diferentes formas, por aqueles que souberam aproveitar minha doutrina.

Os fenômenos que eu tinha surpreendido na natureza me fizeram remontar à fonte comum de todas as coisas, e acredito ter aberto uma rota simples e direta para chegar à verdade e ter desprendido, em grande parte, o estudo da natureza das ilusões da metafísica.

A língua de convenção, o único meio de que nos servimos para comunicar nossas ideias, tem, em todos os tempos, contribuído para desfigurar nossos conhecimentos. Nós adquirimos todas as ideias pelos *sentidos*: os sentidos não nos transmitem senão as das propriedades, dos caracteres, dos acidentes, dos atributos: as ideias de todas essas sensações se exprimem por um adjetivo ou epíteto, como quente, frio, fluido, sólido, pesado, leve, luzente, sonoro, colorido etc. Substituíram-se esses epítetos, para a comodidade da língua, por substantivos: logo se substantificaram as propriedades; dizem-se o calor, a gravidade, a luz, o som, a cor, e eis a origem das abstrações metafísicas.

Essas palavras representaram confusamente ideias de substâncias, isto é, tinha-se a ideia de uma substância, quando não se tinha, com efeito, senão a ideia da *palavra substantiva*; essas qualidades ocultas de outrora, hoje se chamam as propriedades dos corpos. À medida que se afastava da experiência, ou melhor, antes de ter meios de aí chegar, não somente se multiplicaram essas substâncias, mas ainda se as personificaram. As substâncias preenchiam todos os espaços; elas presidiam e dirigiam as operações da natureza: daí *os espíritos, as divindades, os demônios, os gênios, os arqueus* etc. A filosofia experimental diminuiu o número delas; mas nos resta ainda muito a fazer para chegar à pureza da verdade. Aí estaremos, quando tivermos chegado a não reconhecer outra substância física que o *corpo*, ou a *matéria organizada e modificada de tal ou tal maneira*. Trata-se, portanto, de conhecer e de determinar o *mecanismo* dessas modificações, e as ideias que resultarem desse mecanismo percebido serão as ideias *físicas* mais conformes à verdade. É, em geral, o objetivo que me proponho atingir pelo sistema de influências do qual faço, aqui, o anúncio.

"Uma agulha não imantada, posta em movimento, não responderá senão por acaso a uma direção determinada; enquanto que, ao contrário, a que está imantada, tendo recebido a mesma impulsão, após diferentes oscilações proporcionais a essa impulsão e ao magnetismo que recebeu, reencontrará sua primeira direção e aí se fixará: é assim que a harmonia dos corpos organizados, uma vez perturbada, deve experimentar as incertezas de minha primeira suposição, se ela não é chamada e determinada pelo *agente geral* do qual vou desenvolver a existência e que unicamente pode restabelecer essa harmonia ao estado natural."[3]

Examinemos, portanto, qual é a natureza desse agente.

Existe um fluido universalmente difundido, e contínuo de maneira a não sofrer nenhum vazio, cuja sutileza não permite nenhuma comparação, e que, de sua natureza, é suscetível a receber, propagar e comunicar todas as impressões do movimento.

O estado de fluidez da matéria sendo um estado relativo entre o movimento e o repouso, é evidente que, após termos esgotado, pela imaginação, todas as nuanças de fluidez possíveis, seremos forçados a nos deter no último grau de subdivisão; e esse último grau é esse fluido que preenche todos os interstícios resultantes das figuras das moléculas mais combi-

---

[3] *Memória sobre a Descoberta do Magnetismo Animal*, publicada pela primeira vez em 1779 e reimpressa na presente obra, página 10. [Nota da edição de Ricard, de 1844, de que nos servimos nesta tradução. No presente volume, a passagem referida se encontra na página 44. N. T.]

nadas. A areia, por exemplo, tem um grau de fluidez; a figura de seus grãos forma necessariamente interstícios que podem ser ocupados pela água; os da água o serão pelo ar; os do ar, pelo que se chama o éter; os do éter, enfim, serão cumulados por uma substância ainda mais fluida e da qual não fixamos a denominação. É difícil determinar onde essa divisibilidade termina. É, entretanto, de uma dessas séries da matéria mais dividida pelo movimento intestino que eu quero falar aqui.

Poder-se-ia comparar, se posso me exprimir assim, a obstinação de alguns cientistas em rejeitar a ideia de um *fluido universal* e a possibilidade de um movimento no pleno, à de peixes que se levantassem contra aquele dentre eles que lhes anunciasse que o espaço entre o fundo e a superfície do mar está cheio de um fluido que eles habitam; que não é senão nesse meio que eles se aproximam, que se afastam, que se comunicam, que se encadeiam, e que é o único meio de suas relações recíprocas.

Entretanto, alguns físicos chegaram a reconhecer a existência de um fluido universal; porém, mal deram eles esse primeiro passo, que, arrastados para além do verdadeiro, pretenderam caracterizar esse fluido, sobrecarregá-lo de propriedades e de virtudes específicas, atribuindo-lhe qualidades, poderes, tendências, vistas, causas finais, enfim, poderes conservadores, produtores, destruidores, reformadores.

A verdade não está senão sobre uma linha traçada entre os erros. O espírito humano, por sua atividade inquieta, é como um cavalo fogoso: é igualmente difícil medir com justeza o ímpeto que lhe é preciso para atingir essa linha, sem correr o risco de ultrapassá-la e de aí se conter por longo tempo, de maneira a não avançar nem a recuar seus passos.

Não é, portanto, permitido duvidar da existência de um fluido universal, que não é senão o conjunto de todas as séries da matéria mais dividida pelo movimento *intestino*.[4] Nesse estado, ele preenche os interstícios de todos os fluidos, assim como de todos os sólidos contidos no espaço. Por ele, o universo é fundido e reduzido em uma só massa. A fluidez constitui sua essência. Não tendo nenhuma propriedade, ele não é nem

---

[4] Isto é, o movimento das partículas entre si.

elástico nem pesado, mas é o meio próprio para determinar propriedades em todas as ordens da matéria que se encontra mais composta do que ele próprio o é. Esse fluido é, a respeito das propriedades que determina nos corpos orgânicos, o que o ar[5] é para o som e para a harmonia, ou o éter, para a luz, ou, enfim, a água, para o moinho; isto é, ele recebe as impressões, as modificações do movimento, transmite-as, transfere-as, aplica-as e as insinua nos corpos organizados; e os efeitos assim produzidos não são senão o resultado combinado do movimento e da organização dos corpos.

É preciso considerar, aqui, que as diversas séries de que o oceano de fluido é composto, a partir da matéria elementar, até aquelas que caem sob nossos sentidos, como a água, o ar e o éter, diferem entre si por uma sorte de organização íntima, efeito da combinação primitiva de suas moléculas. Essa organização especial torna cada uma dessas séries suscetível a um movimento particular que lhe é próprio.

Observamos a gradação dessa suscetibilidade exclusiva a movimentos nos três gêneros de fluidos. Dá-se isso com a luz, com o fogo, com a eletricidade e com o magnetismo, como com o som: nenhum deles é substância, mas bem efeito do movimento nas diversas séries do fluido universal.

Será demonstrado, por minha teoria das influências, como esse fluido, essa matéria sutil, sem ser pesada, determina o efeito que chamamos gravidade; como, sem ser elástica, concorre para a elasticidade; como, preenchendo todos os espaços, opera a coesão, sem estar ela mesma nesse estado. Demonstrarei, da mesma forma, que a atração é uma palavra vazia de sentido; que a atração não existe na natureza: que ela não é senão um efeito aparente de uma causa que não se percebe. Estabelecerei também em que consiste a eletricidade, o fogo, a luz etc. Provarei, numa palavra, que *todas as pro-*

---

[5] O ar que passa através dos tubos de um órgão recebe deles vibrações proporcionais à sua grandeza e às suas formas: essas vibrações não se tornam um som senão depois que são propagadas e comunicadas a um órgão do animal disposto a recebê-lo: o ar, nesse caso, não é, portanto, senão o condutor do movimento para o ouvido, da mesma forma que o movimento de um outro fluido mais solto que ele, refletido por uma superfície, aí recebe vibrações que, transferidas para o órgão da vista, aí determinam as sensações de formas, de cores, as quais não existem, certamente, nem nesse fluido nem na superfície dos corpos. (Nota de Mesmer.)

*priedades são o resultado combinado da organização dos corpos e do movimento do fluido no qual eles estão mergulhados.*

Compreender-se-á, antes de tudo, como uma impulsão, uma vez dada sobre a matéria, deveu bastar para o desenvolvimento sucessivo de todas as possibilidades; como as impulsões particulares, que dela não são senão a continuidade, tornam-se a origem de novas organizações; como o movimento é a causa do repouso, e o repouso, por seu turno, acelera o movimento da matéria fluida para operar outras combinações. Ver-se-á, enfim, que é pela simplicidade da ordem, em um círculo perpétuo entre as causas e os efeitos, que nós podemos ter a mais justa como a mais grandiosa ideia da natureza e de seu autor.

Poder-se-ia acrescentar a essas considerações que a imensidade da matéria fluida teria permanecido homogênea, sem produzir novos seres, se o acaso das primeiras combinações não tivesse determinado correntes, cujas celeridades variadas e modificadas se tornaram uma fonte infinita de organizações e de efeitos que delas resultam.

Remontando, assim, por uma marcha simples, às maiores operações da natureza, reconhece-se que o magnetismo ou a influência mútua é a ação mais universal, e que é o *imã* que nos oferece o modelo do mecanismo do universo; que essa ação não é senão o efeito *necessário do movimento no pleno.*

Como todas as verdades se prendem, é impossível fazer progressos no estudo da natureza sem ter abarcado o encadeamento de seus princípios; foi por isso que acreditei necessário expor o seu sistema, do qual o corpo humano faz parte integrante, antes de propor meios conservadores: pois as leis pelas quais o universo é governado são as mesmas que aquelas que regulam a economia animal. A vida do mundo não é senão uma, e a do homem individual dela é uma partícula.

Todas as propriedades dos corpos, repito-o, são o resultado combinado de sua organização e do movimento do fluido no qual eles se encontram.

Se se considera a ação desse fluido, assim definido, como aplicado ao corpo animal, ela aí se torna o princípio do movimento e das sensações.

É certo que a natureza e a qualidade dos humores do homem dependem unicamente da ação dos sólidos, do mecanismo dos órgãos ou vísceras e dos vasos que contêm esses humores; são eles que os elaboram, deles dirigem e regulam os movimentos, as misturas, as proporções, as secreções, as excreções etc. É fácil conceber que não é senão na irregularidade da ação dos sólidos sobre os líquidos, ou na imperfeição do mecanismo ou do jogo das vísceras e dos órgãos, que existe a primeira causa de todas as aberrações, e que, consequentemente, o remédio comum e único deve se encontrar no restabelecimento da ação dos órgãos, que unicamente podem mudar e corrigir os vícios e as alterações dos humores. É, aqui, o caso de examinar qual é o princípio do movimento e a *mola comum* das diferentes máquinas agindo sobre os líquidos.

É a *fibra muscular* que, por seu mecanismo particular, torna-se, como posso prová-lo, o instrumento de todo movimento, como o princípio de toda a ação dos sólidos sobre os líquidos. As correntes do fluido universal, sendo dirigidas e aplicadas à organização íntima da fibra muscular, precisamente como o vento ou a água o são para o moinho, dela determinam as funções. Essas funções consistem na alternativa de se encurtar e de se alongar, ou de se relaxar. Encurtar-se é propriamente sua ação positiva: essa faculdade é chamada *irritabilidade*.

É a essa faculdade, aplicada ao mecanismo particular do coração, que devemos o movimento de sístole e de diástole dessa víscera hidráulica e de todas as artérias.

O jogo da dilatação e da contração dos vasos sobre o licor que eles contêm é a causa da circulação dos humores e, consequentemente, da vida animal. A falta de uma dessas duas ações ou da reação lhe detém o curso. Tão logo os humores são privados do movimento local e intestino, eles se espessam e se consolidam. Esse espessamento ou repouso se estende em se comunicando a uma parte mais ou menos considerável dos canais. Um outro efeito do repouso dos humores é sua degenerescência: decompondo-se, eles se detêm nos canais cuja capacidade não é própria para contê-los. O estado dos vasos nos quais o curso dos humores é detido ou lentificado é denominado *obstrução*.

A fibra muscular, animada pelo princípio da irritabilidade, é ainda suscetível a uma afecção externa, que é chamada *irritação*. O efeito ordinário dessa afecção é o encurtamento da fibra.

Toda ação da fibra muscular pode ser considerada como dependente, seja da irritabilidade, seja da irritação, seja de uma e da outra juntas. Existem, por conseguinte, duas causas imediatas de obstruções: a primeira, quando um vaso perdeu sua irritabilidade, o que o coloca na impotência de se contrair: a segunda, quando um vaso está em um estado de irritação, ou quando se encontra algum obstáculo à sua dilatação: assim, nos dois casos, as condições necessárias para o jogo alternativo dos vasos estão contrariadas e sua ação, detida.

Sem entrar nos detalhes dessa aberração, que é a mais geral e quase a única no corpo vivo, é fácil conceber, segundo uma lei geral, que a causa do movimento faz sempre um esforço contra a resistência e que deve ele ser proporcional para vencê-la: esse esforço é chamado *crise* e todos os efeitos que resultam diretamente desse esforço são chamados *os sintomas críticos*: eles são os verdadeiros meios de cura, ou o que forma a *cura* da natureza; enquanto que, ao contrário, os efeitos provenientes da resistência contra esse esforço da natureza são ditos os *sintomas sintomáticos* e formam o que se deve chamar a *doença*.

A crise é determinada pela irritação da fibra, a qual é ocasionada, seja pela *intensão*[6] da irritabilidade, seja por um esforço aumentado sobre a fibra resistente, seja, enfim, pela reunião dessas duas causas.

É, portanto, constante e conforme às leis do movimento que nenhuma aberração no corpo animal pode se retificar sem ter experimentado os efeitos desse esforço, isto é, que nenhuma doença pode ser curada sem uma crise. Essa lei é tão verdadeira e tão geral, que, segundo a experiência e a observação, a mais leve pústula, a menor espinha sobre a pele, não se curam senão após uma crise.

---

[6] Corrigimos a edição de Ricard (1844), que aqui trazia incorretamente intenção (*intention*), no lugar do neologismo mesmeriano intensão (*intension*), conforme verificado na edição de Fuchs, Paris, 1799, digitalizada e disponibilizada pelo site *gallica.bnf.fr*. (N. T.)

As diferentes formas sob as quais o esforço da natureza se manifesta dependem da diversidade na estrutura das partes orgânicas ou das vísceras que sofrem esse esforço, de suas correspondências e relações, segundo os diversos graus e modos de resistência, do período de seu desenvolvimento. Por terem pouco conhecido o mecanismo do corpo animal e menos ainda como, por esse mecanismo, ele se prende à organização de toda a natureza, os antigos consideraram cada gênero desses esforços como outras tantas espécies de doenças. Desde o nascimento da Medicina, está-se oposto ao verdadeiro e ao único meio empregado pela natureza para destruir as causas que perturbavam a harmonia.

Hipócrates parece ter sido o primeiro e quase o único que tenha apreendido o fenômeno das crises nas doenças agudas. Seu gênio observador o conduzira a reconhecer que os diversos sintomas não eram senão as modificações dos esforços que a natureza fazia contra essas doenças. Após ele, quando se observaram os mesmos sintomas nas doenças crônicas, mais afastadas da causa, isoladas, sem febre contínua, substantificaram-se esses acidentes, fizeram deles outras tantas doenças e se caracterizou cada uma por um nome; estudaram-se, analisaram-se esses acidentes e seus sintomas como coisas: tomaram-se, mesmo, por *indicador* as sensações do doente. E eis a fonte dos erros que desolam a humanidade há tantos séculos.

Hipócrates, pelos sintomas mais opostos em aparência, em lugar de ficar desconcertado, prognosticava a cura; sua segurança estava fundada sobre a observação da marcha periódica dos dias que ele chamava *críticos*. Ele sentia confusamente que existia um princípio externo e geral cuja ação era regular, e que era esse princípio que desenvolvia e decidia a complicação das causas que formam a doença.

O que o pai da Medicina observava, assim, e o que outros após ele, até aqui, chamaram de natureza, não era senão os efeitos desse princípio que eu reconheci e do qual anunciei a existência, princípio que determina sobre nós essa espécie de fluxo e refluxo ou intensão e remissão de propriedades.

É de lastimar que a luz que ele lançou sobre a arte de

curar tenha se limitado às doenças agudas: ele teria podido reconhecer que as doenças crônicas não diferem das outras senão pela continuidade e a rapidez com a qual os sintomas se sucedem. As doenças agudas são, em relação às crônicas, o que o curso da vida de um inseto que se chama *efemérida* é para o curso da vida dos outros animais: o primeiro sofre, nas vinte e quatro horas, todas as revoluções da idade, do sexo, do crescimento e do perecimento, quando as outras espécies de animais empregam anos para percorrer essa carreira.

Aliás, tem-se lugar de lastimar que a Medicina ignore ainda o desenvolvimento natural e necessário da maior parte das doenças crônicas: é em se lhes opondo por remédios que ela lhes perturba a marcha, detém-lhes o curso e, muito frequentemente, delas adianta o termo por uma morte prematura. A marcha e o desenvolvimento da epilepsia, por exemplo, assim como da mania, da melancolia, das doenças ditas dos nervos, dos ingurgitamentos das glândulas, de suas complicações, das afecções dos órgãos dos sentidos, são ainda desconhecidos e é principalmente nesses diversos estados que se confunde a crise com a doença.

As causas imediatas de todas as doenças, internas ou externas, supõem a falta ou a irregularidade da circulação de humores ou *obstruções* de diferentes ordens de vasos: esse estado sendo, como se fez notar, o resultado da falta da *irritabilidade* ou da ação dos sólidos sobre os humores que eles contêm, compreender-se-á, enfim, que, em lugar de recorrer, por uma escolha vaga e incerta, aos específicos e às drogas inumeráveis sortidas pela teoria dos humores, não se têm, em todos os casos, senão duas indicações a cumprir; a saber: 1º *de restabelecer a irritabilidade ou a ação dos sólidos sobre os líquidos*; 2º *de impedir e prevenir os obstáculos que podem aí se opor.*

Está provado pelo sistema das influências e está constatado pela observação exata e assídua que os grandes corpos chamados *celestes* governam os movimentos parciais de nosso globo: as alternativas do fluxo e refluxo (efeito comum a todas as suas partes constitutivas), a vegetação, as fermentações, as organizações, as revoluções gerais e particulares de que ele é suscetível, são naturalmente determinadas por essa influência, que, por meio da continuidade de um fluido universal, produz aumento e diminuição de todas as propriedades dos corpos, como o vemos distintamente no desenvolvimento e na lentificação da vegetação. É assim, e pelas mesmas causas, que a irritabilidade é naturalmente aumentada ou diminuída; de sorte que o curso e o desenvolvimento nas doenças, e mesmo sua cura, que se atribuía vagamente à natureza, são reguladas e determinadas por essa influência ou por esse que chamo *magnetismo natural*.

Mas como essa operação da natureza, embora geral, não pode se tornar útil senão aos seres que a ela são particularmente dispostos, restava-me a descobrir e a reconhecer as leis e o mecanismo íntimo dos procedimentos da natureza, a fim de saber imitá-la e de fazer deles a aplicação reforçada e graduada, nos casos individuais, em todos os tempos e em todas as situações em que o homem se encontre.

Acredito ter surpreendido na natureza esse mecanismo de influências, que, como o explicarei, consiste em uma sorte de *vertedura*[7] recíproca e alternativa de correntes entrantes e saintes,[8] de um fluido sutil, preenchendo o espaço entre dois corpos. A necessidade dessa vertedura está fundada sobre a lei *do pleno*; isto é, que, no espaço repleto de matéria, não pode se fazer um deslocamento sem recolocamento; o que supõe que, se um movimento da matéria sutil é provocado em um corpo, produz-se logo um movimento semelhante em um outro suscetível de recebê-la, qualquer que seja a distância entre os corpos. Essa sorte de circulação é capaz de excitar e de reforçar neles as propriedades análogas à sua organização, o que se conceberá facilmente refletindo sobre a continuidade da matéria fluida e sobre sua extrema mobilidade sempre igual à sua sutileza: o ímã, a eletricidade, como também o fogo, oferecem-nos os modelos e os exemplos dessa lei universal.

---

[7] No original, *versement* ("vertedura", "derramamento"), substantivo do verbo *verser* ("verter"). A ideia, aqui, é que as correntes fluídicas *se vertem* uma na outra. (N. T.)

[8] No original, *courants rentrants et sortants*. As palavras "entrante" (isto é, "que entra") e "sainte" (i. é., "que sai"), com esta significação, constam do VOLP e são dicionarizadas; ainda que pouco usuais, delas faremos uso no texto. (N. T.)

Reconheci que, embora exista uma influência geral entre os corpos, há, no entanto, modos, tons particulares e diversos, movimentos pelos quais essa influência pode se efetuar.

Como o fogo, por um movimento tônico[9] determinado, difere do calor, assim o magnetismo, dito *animal*, difere do magnetismo natural: o calor está na natureza sem ser *fogo*, ele consiste no movimento intestino de uma matéria sutil. Ele é geral, ao passo que o fogo é um produto da arte ou de certas condições. O fogo produz, quase no instante, e na maior parte das circunstâncias, os efeitos que não se obtêm do calor senão pela duração do tempo e com o concurso de causas particulares. E eis como o magnetismo natural difere do magnetismo animal de que se trata aqui. As experiências e as sensações dos doentes confirmam de uma maneira incontestável essa teoria.

A ação mais imediata do magnetismo ou da influência desse fluido é de reanimar e de reforçar a ação da fibra muscular por um movimento acelerado, tônico e análogo à parte orgânica à qual ela pertence. Mil observações provaram que a aplicação desse meio desenvolve o curso das doenças; isto é, que, após um combate mais ou menos decisivo entre os esforços e a resistência, ele determina, regula e acelera a ordem e a marcha nas quais as causas e os efeitos se sucedem, a fim de operar o restabelecimento da saúde, provocando, em todos os casos, de uma maneira segura, as *crises* e seus efeitos relativos.

O magnetismo animal, considerado como um agente, é, portanto, efetivamente um *fogo* invisível; trata-se: 1° de saber provocar e entreter por todos os meios possíveis esse *fogo* e de fazer sua aplicação; 2° de conhecer e remover os obstáculos que podem perturbar ou impedir sua ação e o efeito graduado que se procura obter no tratamento; 3° de conhecer e de prever a marcha de seu desenvolvimento para dele regular e esperar com firmeza o curso até a cura.

Eis a que se reduz geralmente a descoberta do magnetismo animal, considerado como *meio* de preservar de doenças e de curá-las.

---

[9] Entendo por *tom* ou *movimento tônico* o gênero ou modo especial do movimento que têm as partículas de um fluido entre si: assim, a respeito das partículas de alguns fluidos, o movimento é ondulatório ou oscilatório; em outros, é vibratório, de rotação etc. (Nota de Mesmer.)

Está provado pela razão e constatado pela experiência contínua que esse fogo pode ser concentrado e conservado; que a água, os animais, as árvores e todos os vegetais, assim como os minerais, são suscetíveis a dele ser carregados. Segundo tudo o que vem de ser dito até aqui, esperam-se, sem dúvida, explicações sobre a maneira de aplicar o magnetismo animal e de torná-lo um meio curativo eficaz; mas como, independentemente da teoria, esse novo método de curar exige indispensavelmente uma instrução prática e seguida, não acredito dever dar aqui a descrição nem dessa prática, nem do aparelho e das máquinas de diferentes espécies, nem dos procedimentos de que me servi com sucesso, porque cada um, em consequência de sua instrução, aplicar-se-á aos estudos, e aprenderá por si mesmo a variá-los e a acomodá-los às circunstâncias e às diversas situações do doente. Foi o empirismo ou a aplicação cega de meus procedimentos que deu lugar às prevenções e às críticas indiscretas que se permitiram contra esse novo método. Esses procedimentos, se não fossem raciocinados, pareceriam como trejeitos tão absurdos quanto ridículos, aos quais seria, com efeito, impossível dar fé. Determinados e prescritos de uma maneira positiva, eles se tornariam, por uma observância demasiado escrupulosa, o assunto de uma superstição: e eu ousaria dizer que uma grande parte das cerimônias religiosas da antiguidade parecem ser restos desse empirismo. Todos aqueles, aliás, que quiseram se assegurar, por sua própria experiência, da realidade do magnetismo, praticando-o sem dele conhecer os princípios, acharam-se repelidos por falta de terem obtido o sucesso que esperavam; imaginando que os efeitos deviam ser o resultado imediato dos procedimentos, como aqueles da eletricidade ou das operações químicas.

Considerando que a influência recíproca é geral entre os corpos, que o *ímã* nos representa o modelo dessa lei universal e que o corpo animal é suscetível de propriedades análogas àquelas do ímã, acredito bastante justificar a denominação de *magnetismo animal* que adotei para designar tanto o sistema ou a doutrina das influências, em geral, quanto a dita propriedade do corpo animal, assim como o remédio e o método de curar.

Isso pode bastar para demonstrar que não se deve confundir o magnetismo com os fenômenos que puderam dar lugar ao que se quer chamar a *eletricidade animal*.

Vejo com pesar que se abusa levianamente dessa denominação: desde que se está familiarizado com a palavra *magnetismo*, lisonjeia-se de ter a ideia da coisa, ao passo que não se tem senão a ideia da palavra.

Enquanto minhas descobertas estiveram postas na categoria das quimeras, a incredulidade de alguns cientistas me deixava toda a glória da invenção; mas, desde que eles foram forçados a reconhecer sua existência, afetaram me opor as obras da antiguidade, onde se encontram as palavras *fluido universal*, *magnetismo*, *influência* etc. Não é de palavras que se trata, é da coisa e, sobretudo, da utilidade de sua aplicação.

Encontrar-se-á, no corpo de minha doutrina, que o homem, como objeto principal de nossa contemplação na natureza, pode ser considerado em razão das partes constitutivas de seu mecanismo e em razão de sua conservação. Sob a primeira relação, compreendem-se os instrumentos do movimento e das sensações, que determinam as funções e as faculdades; dei, a esse respeito, minhas ideias sobre os nervos, a fibra muscular, a irritabilidade, os sentidos etc.

Sob o ponto de vista da conservação, o homem é considerado nos diversos estados em que percorre a carreira de sua existência: como no estado de sono, em que ele começa a existir; em seguida, no estado de vigília, em que faz uso de seus sentidos e continua a existir, mas em relação com os outros seres que o cercam; enfim, no estado de saúde e de doença.

A vida de todos os seres no universo não é senão uma: ela consiste no movimento da matéria mais solta.[10] A morte é o repouso, ou a cessação do movimento. Ver-se-á que a marcha natural e inevitável é passar do estado de fluidez ao de solidez; que o termo natural da vida do homem é determinado e fixado por sua organização e sua vida mesma; que a doença

---

[10] No original: *délieé*, que pode significar "desligada, solta", ou "refinada, delgada", ou ainda "leve", "veloz". A preferência por *matéria solta* se deve a que essa noção indica, ao mesmo tempo, seu desprendimento (da compactação sólida), fineza e facilidade de movimento, correspondendo ao pensamento do autor. (N. T.)

pode aproximar esse termo, impedindo o movimento e avançando a consolidação. Trata-se, aqui, de conhecer os meios de retardar esse termo fatal. O homem é dotado da faculdade de sentir. É pelas sensações e seus efeitos que ele existe em relação com outras matérias e com os seres que se encontram fora dele. A diversidade dos órgãos chamados *os sentidos* o torna suscetível de experimentar os efeitos das diferentes matérias de que é cercado. O princípio que o anima e que o torna ativo é determinado pelas sensações, e todas as ações são resultados de sensações.

Independentemente dos órgãos conhecidos, temos ainda outros órgãos próprios para receber sensações; não duvidamos de sua existência, por causa do hábito predominante em que estamos de nos servir dos primeiros de uma maneira mais aparente, e porque as impressões fortes, às quais estamos acostumados desde a primeira idade, absorvem as impressões mais delicadas e não nos permitem percebê-las.

Segundo as experiências e as observações feitas, há fortes razões para acreditar que somos dotados de um sentido *interior* que está em relação com o conjunto do universo e que poderia ser considerado como uma *extensão* da vista.

Se é possível ser afetado de maneira a ter a ideia de um ser a uma distância infinita, assim como nós vemos as estrelas cuja impressão nos é transmitida em linha reta, pela sensação e pela continuidade de uma matéria coexistente entre elas e nossos órgãos, não seria igualmente possível que, por meio de um órgão interno, pelo qual estamos em contato com todo o universo, nós fôssemos afetados por seres cujo movimento sucessivo seria propagado até nós em linha curva ou oblíqua, numa palavra, em uma direção qualquer? Se é verdade, como ensaiarei prová-lo, que sejamos afetados pelo encadeamento dos seres e dos acontecimentos que se sucedem, compreender-se-á a possibilidade dos pressentimentos e de outros fenômenos, tais como as predições, as profecias, os oráculos das sibilas etc.

Segundo minha teoria sobre as *crises*, foi observando com mais atenção o desenvolvimento, tão negligenciado quanto contrariado, das doenças crônicas, que eu reconheci o fenômeno de um sono crítico, cujas modificações infinitamente variadas se mostraram bastante frequentemente aos meus olhos para abrir uma nova carreira às minhas observações sobre a natureza e as propriedades do homem.

O sono do homem não é um estado negativo ou a simples ausência da vigília: modificações desse estado me ensinaram que as faculdades, no homem adormecido, não somente não estão suspensas, mas que elas agem frequentemente com mais perfeição do quando ele está desperto. Observa-se que certas pessoas adormecidas marcham, conduzem-se e produzem os atos melhor combinados, com a mesma reflexão, a mesma atenção e tanta exatidão quanto se estivessem despertas. Fica-se ainda mais surpreso de ver as faculdades que se nomeiam *intelectuais* serem levadas a um tal grau, que ultrapassam infinitamente as que são mais cultivadas no estado ordinário.

Nesse estado de crise, esses seres podem prever o porvir e tornar presente para si o passado mais recuado. Seus sentidos podem se estender a todas as distâncias e em todas as direções, sem ser detidos por nenhum obstáculo. Parece, enfim, que toda a natureza lhes esteja presente. A vontade mesmo lhes é comunicada independentemente de todos os meios de convenção. Essas faculdades variam em cada indivíduo; o fenômeno mais comum é o de ver o interior de seus corpos, e mesmo o dos outros, e de julgar com a maior exatidão as doenças, sua marcha, os remédios necessários e seus efeitos. Mas é raro ver todas essas faculdades reunidas no mesmo indivíduo.

Minha intenção não é entrar, aqui, no detalhe dos fatos multiplicados que apresenta a história, que uma longa experiência me forneceu pessoalmente e que se renovam a cada dia sob os olhos dos que fazem uso de meus princípios; quis somente dar uma ideia sumária e precisa dos fenômenos sem número que a natureza do homem não cessa de oferecer ao observador atento. Alguns desses fatos foram conhecidos de todos os tempos sob diversas denominações, e particularmente sob a de *sonambulismo*; alguns outros foram inteiramente negligenciados; outros, enfim, foram cuidadosamente escondidos.

O que é certo é que esses fenômenos, tão antigos quanto

as enfermidades dos homens, sempre espantaram e, o mais frequentemente, extraviaram o espírito humano: a disposição que este manifesta, sem cessar, de considerar como substâncias as modificações das quais ele não entrevê o mecanismo o levam igualmente a atribuir a espíritos ou a princípios sobrenaturais os efeitos dos quais sua inexperiência o impede de desenredar as verdadeiras causas: conforme fossem felizes ou funestos, segundo as aparências, eles caracterizaram esses princípios como bons ou maus; e, conforme determinassem a esperança ou o temor, a superstição e a ignorante credulidade os tornavam, turno a turno, sagrados ou criminosos. Eles só serviram, muito frequentemente, para provocar grandes revoluções; a charlatanaria política e religiosa dos diferentes povos aí hauriu seus recursos e seus meios.

Observando esses fenômenos, refletindo sobre a facilidade com a qual os erros nascem, multiplicam-se e se sucedem, ninguém poderá desprezar a fonte das opiniões sobre os oráculos, as inspirações, as sibilas, as profecias, as adivinhações, os sortilégios, a magia, a demonurgia[11] dos antigos; e, em nossos dias, sobre as possessões e as convulsões.

Embora essas diferentes opiniões pareçam tão absurdas quanto extravagantes, elas não assentam totalmente sobre quimeras; tudo aí não é prestígio; elas são frequentemente os resultados da observação de certos fenômenos da natureza que, por falta de luz ou de boa fé, foram sucessivamente desfigurados, envolvidos ou misteriosamente escondidos. Posso provar, hoje, que o que sempre houve de verdadeiro nos fatos de que se trata deve estar relacionado à mesma causa, e que eles não devem ser considerados senão como outras tantas modificações do estado chamado *sonambulismo*.

Desde que meu método de tratar e de observar as doenças foi posto em prática nas diferentes partes da França, muitas pessoas, seja por um zelo imprudente, seja por uma vaidade deslocada, e sem consideração pelas reservas e as precauções

---

[11] Palavra composta de *demon*, de "demônio" + *ergon*, "obra": "obra demoníaca". Por influência judaico-cristã, o termo grego neutro *dáimon* ("gênio", transliterado "demônio") recebeu uma acepção teológica negativa e a "demonurgia" (associada à magia negra) foi contraposta à "teurgia" (*théos* + *ergon*, "obra divina"). (N. T.)

que eu julgara necessárias, deram uma publicidade prematura aos efeitos e, sobretudo, à explicação desse sono crítico; não ignoro que disso resultaram abusos e vejo com dor os antigos preconceitos voltarem a grandes passos.

Temos ainda presentes as perseguições que o fanatismo demasiado crédulo exerceu, nos séculos da ignorância, sobre as pessoas que tinham a infelicidade de se tornarem os sujeitos desses prodígios, ou que deles eram os ministros. É mesmo de temer que eles sejam, hoje, vítimas do *fanatismo da incredulidade*: não se os punirá como idólatras ou sacrílegos, mas se os tratará talvez como impostores e perturbadores do repouso público.

Como a ignorância é, em todas as suposições, a fonte das injustiças e do mal moral, acreditei necessário produzir meus pensamentos sobre a natureza de um fenômeno tão próprio a nos extraviar e que, embora sempre sob nossos olhos, foi constantemente desprezado.

A respeito dos efeitos do magnetismo animal e notadamente do sono crítico, que é um dos fenômenos mais marcantes de sua aplicação, a sociedade, na França, pode ser dividida em três classes.

Na primeira, estão aqueles que ignoram absolutamente todos os fatos relativos a esse fenômeno, ou que, seja por indiferença, seja por um interesse mal entendido, obstinam-se em fechar os olhos sobre tudo o que a história e a observação lhes apresentam. Empreender a instrução desses seria como querer explicar as cores aos cegos de nascença.

Vejo, na segunda classe, aqueles que, após ter tomado um exato conhecimento de meus princípios, meditaram-nos, ou deles fizeram uso e obtêm a cada dia a confirmação deles por sua própria experiência: não posso senão convidá-los à perseverança e tenho a confiança de que este escrito acrescentará alguma coisa às suas luzes.

Compreendo, enfim, na terceira classe, aqueles que, por observações constantes e multiplicadas, asseguraram-se da realidade dos fatos; mas que, não podendo deles explicar as causas e querendo sair do estado penoso do espanto, em lugar de recorrer aos meus princípios, preferiram as ilusões da metafísica. É para eles essencialmente que eu escrevo; que queiram bem me ler sem prevenção e não tardarão a reconhecer que tudo é explicável por leis mecânicas tomadas na natureza e que todos os efeitos pertencem às modificações da *matéria* e do *movimento*.

Penso que terei cumprido essa tarefa importante, se se encontrar no curso desta memória uma solução satisfatória às questões que seguem e nas quais acredito ter previsto as dificuldades mais espinhosas.

1° Como o homem adormecido pode julgar e prever suas doenças, e mesmo as dos outros?

2° Como, independentemente de toda instrução, pode ele indicar os meios mais próprios para a cura?

3° Como pode ele ver os objetos mais afastados, e pressentir os acontecimentos?

4° Como o homem pode receber a impressão de uma outra vontade que não a sua?

5° Por que o homem não é sempre dotado dessas faculdades?

6° Como são elas suscetíveis de perfectibilidade?

7° Por que esse estado é mais frequente e parece ser mais perfeito desde que se empreguem os procedimentos do magnetismo animal?

8° Quais foram os efeitos da ignorância desse fenômeno, e quais são eles ainda hoje?

9° Quais são os inconvenientes resultantes do abuso que dele se pode fazer?

Para que eu possa responder a essas questões de uma maneira precisa, acredito dever facilitar a inteligência e a explicação delas por uma exposição abreviada dos princípios gerais tirados de minha teoria, princípios dos quais alguns são já conhecidos do leitor.

O *universo* é o conjunto de todas as partes coexistentes da matéria que preenche o espaço. Segundo essa ideia, existe tanta matéria quanto o espaço pode conter, e ela está em um estado igual de continuidade. Todas as partes da matéria estão em repouso ou em movimento entre si, por conseguinte, elas são ou fluidas ou sólidas.

Memórias e Aforismos de Mesmer 93

A fluidez e a solidez devem ser consideradas como um estado relativo do movimento e do repouso das partículas entre si; e *só nessas relações* se encontra a razão de todas as formas e propriedades possíveis. Os sólidos supõem uma figura e as figuras, interstícios que são preenchidos da matéria menos sólida ou mais solta; esta, consistindo em pequenas massas de uma forma determinada, apresenta ainda interstícios a uma matéria mais fluida: essas divisões entre os interstícios e os fluidos, assim como foi dito, sucedem-se por uma sorte de gradação, até a última das subdivisões da matéria, que eu nomeio *elementar* ou *primordial*; só esta é de uma fluidez absoluta, e os interstícios não são mais ocupados, uma vez que não existe matéria mais sutil.

A mobilidade da matéria estando na razão inversa da ausência da coesão, essa mobilidade deve responder à sua sutileza: consequentemente, a mais fluida e a mais sutil deve ser dotada da mobilidade mais eminente. As três ordens de fluidez que caem sob nossos sentidos, a *água*, o *ar* e o *éter*, confirmam-nos essa progressão.

É necessário se recordar, aqui, de que há, entre o éter e a matéria elementar, séries de matéria de uma fluidez graduada, capazes de penetrar e de preencher todos os interstícios.

Cada um dos três fluidos que nos são conhecidos é suscetível de ser o *condutor de um movimento particular proporcional ao grau de fluidez*. A água, por exemplo, pode receber as modificações do calor; o ar, todos os movimentos de vibração que podem produzir o som, a harmonia e suas modulações. O éter em movimento constitui a luz mesma. Suas modificações são determinadas pelas formas, pelas superfícies, pelas relações das distâncias e dos lugares. Além disso, a água e o ar podem encerrar, em seus interstícios, partículas de uma gravidade específica análoga e se tornar, assim, os veículos de corpúsculos que, mediante sua *configuração*, são capazes de produzir tais ou tais efeitos.

Colocado no meio desses diferentes fluidos, o homem é dotado de órgãos nos quais terminam as extremidades dos nervos em maior ou menor quantidade; esses nervos são mais ou menos expostos ao contato de diferentes *ordens de flui-*

*dos* dos quais recebem as impressões. Alguns desses órgãos, tais como os do tato, do gosto e do olfato, recebem essas impressões por uma aplicação *imediata* da matéria ou do movimento; os outros, como a vista e o ouvido, são afetados pela comoção dos *meios* cuja causa pode estar a toda distância. Esses órgãos são chamados os *sentidos*; sua estrutura é tal, que cada um deles pode ser afetado de uma ordem de matérias à exclusão de toda outra.

O olho oferece ao movimento do éter, pela expansão do nervo ótico, uma superfície unida, capaz de receber e de retraçar o *conjunto* das formas, das figuras, das cores e das situações; e, por sua estrutura composta de partes diáfanas e opacas, ele pode impedir o acesso de toda outra substância fluida. O ouvido apresenta, em sua estrutura, partes distintas e de tal forma dispostas, que elas respondem a todas as proporções e a todos os graus de *intensidade* do tom e do som.

O tato experimenta, ao contrário, todas as nuanças das *resistências* e das impressões dos corpos que lhe são imediatamente aplicados. O gosto é afetado pela *figura* das partículas que, atenuadas pelo líquido, insinuam-se nos poros que lhes apresenta a superfície da membrana desse órgão, do qual elas tocam as extremidades nervosas. O órgão do olfato recebe da mesma maneira a impressão, pela *figura* dos corpúsculos que lhe são levados e aplicados pelo ar.

Essa variedade de disposições era necessária para que, mergulhados em um oceano de fluidos, nós pudéssemos não confundir, e distinguir mesmo com maior justeza, os efeitos das diferentes matérias e os movimentos determinados pelos diversos objetos; a estrutura e o mecanismo particular de cada órgão não os tornam, assim, suscetíveis senão de uma só função.

Estamos, portanto, pelo número e pela propriedade de cada um de nossos sentidos, limitados a estar em relação só com as combinações e modificações da matéria, cuja ordem é relativa à nossa conservação. Essa reflexão me leva a pensar que existem animais dotados de órgãos diferentes dos nossos e cujas faculdades os colocam em relação com matérias de uma ordem diferente daquelas que nos afetam.

Eis o que posso dizer de mais sucinto sobre a diversidade

dos efeitos produzidos na extremidade dos nervos. Trata-se de examinar atualmente o que se opera em sua *substância* íntima. Não vejo aí senão *movimentos*, tão variados quanto o é a ação das diferentes matérias sobre os sentidos externos. Mas não temos palavras que possam delas exprimir todas as nuanças. Esses movimentos assim modificados, recebidos primeiro na superfície, são propagados para um centro comum formado pela reunião e o entrelaçamento dos nervos, dos quais as extremidades, que chamamos *os sentidos*, não devem ser consideradas senão como prolongamentos. Por essa reunião muitas vezes repetida na organização animal, esses movimentos se mesclam, confundem-se, modificam-se. É esse conjunto que constitui o órgão que eu chamo o *sentido interno*; o que dele resulta é o que chamamos *sensações*. Esses mesmos movimentos, assim comunicados aos músculos motores, determinam as ações.

Para bem conceber esse grande fenômeno das sensações, importa refletir sobre a fidelidade e a justeza com a qual se propagam e se repetem o som e a luz; observar como seus raios e seus movimentos mais multiplicados e mais combinados se cruzam sem se destruir nem se confundir; de sorte que, em qualquer ponto que se encontre colocado o olho ou o ouvido, esses órgãos recebem com exatidão o detalhe e o conjunto dos efeitos mais complicados.

Eu disse que, entre o éter e a matéria elementar, existiam séries de matéria que se sucedem em fluidez, e que, por sua sutileza, podem penetrar e preencher todos os interstícios.

Entre essas matérias fluidas, há UMA essencialmente correspondente e em continuidade com aquela que anima os nervos do corpo animal e que, encontrando-se mesclada e confundida com as diferentes ordens de fluidos de que falei, deve acompanhá-los, penetrá-los e, consequentemente, participar de todos os seus movimentos particulares; ELA se torna como o condutor direto e imediato de todos os gêneros de modificações que experimentam os fluidos destinados a fazer impressão sobre os sentidos externos, e todos esses efeitos aplicados à substância mesma dos nervos são, assim, levados ao órgão interno das sensações.

Deve-se conceber, por essa exposição, como é possível que todo o sistema dos nervos se torne *olho* a respeito dos movimentos que representam as cores, as formas, as figuras; *ouvido*, a respeito dos movimentos que exprimem as proporções das oscilações do ar; e, enfim, os órgãos do tato, do gosto, do olfato, para os movimentos produzidos pelo contato imediato das formas, das figuras.

É ainda refletindo sobre a tenuidade e a mobilidade da matéria, e a exata contiguidade com a qual ela preenche todo o espaço, que se pode conceber que não aconteça nenhum movimento ou deslocamento em suas menores partes que não responda, em um certo grau, a toda a extensão do universo.

Disso se concluirá, portanto, que, como não há nem ser nem combinação de matéria que, pelas relações sob as quais existem com o conjunto, não imprimam um efeito sobre toda a matéria circundante e sobre o meio no qual estamos mergulhados, segue-se que tudo o que tem uma existência pode ser sentido, e que os corpos animados, encontrando-se em contato com toda a natureza, têm a faculdade de ser sensíveis aos seres como aos acontecimentos que se sucedem.

Independentemente das impressões que os objetos fazem sobre nossos sentidos, em razão de suas figuras e de seus movimentos, nós percebemos ainda a sensação da *ordem* e das *proporções* que aí se encontram. Essa sensação é exprimida por diferentes denominações, segundo os órgãos que a recebem, tais o *belo* para a vista, o *harmonioso* para o ouvido, o *doce* para o gosto, o *suave* para o olfato e o *agradável* para o tato. A partir desses pontos de comparação, existe uma multidão de nuanças que se afastam mais ou menos da perfeição.

Somos dotados de uma faculdade de sentir, na harmonia universal, as *relações* que os *acontecimentos* e os seres têm com nossa *conservação*. Essa faculdade nos é comum com os outros animais, embora dela façamos menos uso do que estes, porque nós a substituímos pelo que chamamos a *razão*, que depende absolutamente dos sentidos externos. Percebemos, da mesma forma, pelo sentido interno, as proporções não somente das superfícies, mas ainda de sua estrutura íntima, assim como de suas partes constitutivas, e podemos apreender seja o *acorde*, seja a *dissonância* que as substâncias têm com nossa organização. Essa faculdade é o que devemos denominar o *instinto*: ela é tanto mais perfeita, essa faculdade, quanto é independente dos sentidos externos, os quais, para dela gozar, têm necessidade de ser retificados um pelo outro, por causa da diferença de seu mecanismo.

É pela extensão assim explicada do instinto que o homem adormecido pode ter a intuição das doenças e distinguir, entre todas as substâncias, aquelas que convêm à sua conservação e à sua cura.

Posso explicar da mesma maneira um fato que parecerá mais espantoso, *a comunicação da vontade*. Com efeito, essa comunicação não pode ter lugar entre dois indivíduos, no estado ordinário, senão quando o movimento resultante de seus pensamentos é propagado do centro aos órgãos da voz e às partes que servem para exprimir os sinais naturais ou de convenção: esses movimentos são então transmitidos ao ar ou ao éter, como meios intermediários, para ser recebidos e sentidos pelos órgãos dos sentidos externos. Esses mesmos movimentos, assim modificados pelo pensamento no cérebro e na substância dos nervos, sendo comunicados, ao mesmo tempo, à série de um fluido sutil com o qual essa substância dos nervos está em continuidade, podem, independentemente e sem o concurso do ar e do éter, estender-se a distâncias indefinidas e se dirigir *imediatamente* ao sentido interno de um outro indivíduo. Conceber-se-á, por aí, como as vontades de duas pessoas podem se comunicar por seus sentidos internos; por conseguinte, como pode existir uma reciprocidade, um acordo, uma sorte de *convenção* entre duas vontades, o que se pode chamar *estar em relação*.

Parece, sem dúvida, mais difícil explicar como é possível ter o sentimento de fatos que não existem ainda, ou de outros entre os quais decorreram longos intervalos.

Ensaiemos primeiro tornar essa ideia sensível por uma comparação tomada no estado ordinário. Colocai um homem sobre uma eminência de onde ele descobre um ribeiro e um barco que segue o seu curso: ele percebe, no mesmo golpe de vista, o espaço já percorrido por esse barco e o que ele vai percorrer. Estendei essa fraca imagem de uma percepção do passado e do porvir; lembrando-vos de que o homem, estando pelo sentido interno em contato com toda a natureza, encontra-se sempre colocado de maneira a sentir o encadeamento das causas e dos efeitos, compreendereis que ver o passado não é outra coisa que sentir a causa pelo efeito, e que prever o porvir é sentir o efeito pela causa, por mais distância que possamos supor entre a primeira causa e o último efeito.

Aliás, tudo o que *foi* deixou traços quaisquer; da mesma forma, o que *será* é já determinado pelo conjunto das causas que devem realizá-lo: o que conduz à ideia de que, no universo, tudo é presente, e que o passado e o porvir não são senão diferentes relações das partes entre si.

Como esse gênero de sensações não pode se adquirir senão pela mediação dos fluidos, que são tão superiores em sutileza ao éter quanto este pode sê-lo ao ar comum, as expressões me faltam, tanto quanto se eu quisesse explicar as cores pelos sons; é preciso aí suprir pelas reflexões que se podem fazer sobre as *pré-sensações*[12] constantes dos homens e, sobretudo, dos animais nos grandes acontecimentos da natureza a distâncias inacessíveis para seus órgãos aparentes; sobre a atração irresistível dos pássaros e dos peixes para viagens periódicas e, enfim, sobre todos os fenômenos relativos que nos apresenta o sono crítico do homem.

Mas por que, dir-se-á, o estado do sono do homem é mais próprio que o da vigília para nos fornecer esses exemplos?

O sono natural e perfeito do homem é o estado em que as funções dos sentidos estão suspensas, isto é, em que a continuidade do *sensorium commune* com os órgãos dos sentidos externos está interrompida: disso se segue a cessação de todas as funções que, mediatamente ou imediatamente, dependem dos sentidos externos, como a imaginação, a memória, os movimentos voluntários dos músculos, dos membros, a fala

---

[12] No original: *présensations*. Embora a tradução mais direta seja "pré-sensações", a expressão pode conter mais sentidos captáveis na forma do neologismo "presensações" do que apenas a anterioridade indicada pelo prefixo "pré"; visto que o autor considera que, "no universo, tudo é presente (*présent*)", a expressão pode sugerir *sensações* (*sensations*) *de anterioridade juntamente com a da real presença* (*présence*) *dos acontecimentos*: como uma "sensação de presença" implicada na pré-sensação. (N. T.)

etc. Quando o homem está em saúde, esse sono é regular e periódico.

Mas, por uma sorte de irregularidade na economia animal e por diferentes irritações interiores, pode acontecer que as funções que se denominam *animais* não sejam *inteiramente* detidas, e que certos movimentos dos músculos, assim como o uso da fala, sejam entretidos no homem adormecido. Nos dois estados de sono, as impressões das matérias ambientes não se fazem sobre os órgãos dos sentidos externos, mas diretamente e imediatamente sobre a substância mesma dos nervos. O sentido interno se torna, assim, *o único órgão das sensações*. Essas impressões se encontrando independentes dos sentidos externos, elas se tornam então sensíveis pelo fato mesmo de que são únicas. Como a lei imutável das sensações é que a mais forte apaga a mais fraca, esta pode ser sensível na ausência de uma mais forte. Se a impressão das estrelas não é sensível à nossa vista durante o dia como no-lo é durante a noite, embora sua ação seja a mesma, é que ela está então apagada pela impressão superior da presença do sol.

Pode-se dizer que, no estado de *sono*, o homem sente suas relações com toda a natureza. Como nós não poderíamos ter nenhuma ideia dos conhecimentos do homem mais instruído, se ele não falasse ou não fosse ouvido, convenho que seria difícil persuadir da existência desse fenômeno, se não se encontrassem indivíduos que, durante seu sono e pelo efeito de uma doença ou de uma *crise*, conservam a faculdade de nos prestar, tanto por suas ações quanto por suas expressões, o que se passa neles.

Suponhamos, por um momento, um povo que, à semelhança de alguns animais, adormece necessariamente ao deitar do sol para não despertar senão após seu retorno sobre o horizonte: ele não teria nenhuma ideia do magnífico espetáculo da noite e creria a existência das coisas limitada aos objetos sensíveis durante o dia. Se, nesse estado, ensinasse-se a esse povo que existem, no meio dele, homens em quem essa ordem habitual foi perturbada por causas de doenças e que, tendo despertado durante a noite, reconheceram, a distâncias infinitas, corpos luminosos inumeráveis e, por assim dizer, novos mundos, tratá-

-los-iam, sem dúvida, como visionários, em razão da prodigiosa diferença de suas opiniões. Tais são, entretanto, hoje, aos olhos da multidão, aqueles que pretendem que, no sono, o homem tem a faculdade de estender suas sensações.

O estado de crise de que falo sendo *intermediário* entre a vigília e o sono perfeito, ele pode se aproximar mais ou menos de uma ou do outro; ele é suscetível, por aí, de diversos graus de perfeição. Se esse estado está mais perto da vigília, ele participa então da memória e da imaginação; experimenta os efeitos dos sentidos externos: essas impressões, encontrando-se assim confundidas com aquelas do sentido interno a ponto, às vezes, de dominá-las, não podem ser consideradas, nesse caso, senão como *devaneios*. Mas, quando esse estado está mais próximo do sono, as asserções dos sonâmbulos sendo então o resultado das impressões recebidas diretamente pelo sentido *interno* à exclusão dos outros, podem-se considerá-las como fundadas na proporção dessa aproximação.

A perfeição desse sono crítico varia ainda em razão da marcha e do período da crise, como também pelo caráter, o temperamento e os hábitos dos sujeitos; mas, singularmente, por uma sorte de educação que se pode lhes dar nesse estado e pela maneira pela qual se dirigem suas faculdades: podem-se compará-los, a esse respeito, a um telescópio cujo efeito varia como os meios de ajustá-lo.

Embora, nesse estado do sono crítico, a substância dos nervos seja afetada imediatamente, de sorte que o homem não aja senão de acordo com o sentido interno, no entanto, os *efeitos* de diversas matérias estão relacionados aos órgãos dos sentidos internos que lhes são particularmente destinados: assim, quando o sonâmbulo diz que vê, não são seus olhos propriamente ditos que sentem as modificações do éter; mas ele relaciona à *vista* as impressões que lhe representam os movimentos da luz, tais como as formas, as figuras, as cores, as situações. Quando ele diz que ouve, não é tampouco pelos ouvidos que ele recebe as modulações do ar; mas ele relaciona simplesmente ao ouvido esses *movimentos* relativos dos quais experimenta a impressão. Dá-se o mesmo com os outros órgãos, e é preciso, assim, uma sorte de tradução para exprimir suas ideias na língua formada pelo sentido interno. Disso se segue que, como ele faz sempre uso de uma língua que se pode dizer emprestada, é fácil aí se equivocar, e que é necessária a experiência de um bom observador para ouvi-lo e bem interpretá-lo. Devo dizer ainda que a perfeição dessa sensação depende essencialmente de duas condições: uma é a suspensão total da ação dos sentidos externos; a outra é a disposição do órgão do sentido interno.

Quando eu disse que esse órgão consiste na união e no entrelaçamento dos nervos, não entendi que fosse um só ponto ou centro único, nem uma região circunscrita, mas bem o sistema nervoso por inteiro, isto é, o conjunto composto de todos os pontos de reunião, tais como o cérebro, a medula espinhal, os plexos e os gânglios. Essas diferentes partes, a respeito de suas funções, podem ser consideradas, separadamente ou em seu conjunto, como diferentes instrumentos de música, cuja harmonia depende de seu perfeito acorde, ou ser comparadas aos efeitos que produziria aos nossos olhos um espelho exposto em diferentes direções, cuja superfície estivesse mais ou menos polida, embaçada, envolvida de vapores ou mesmo quebrada. Posso, enfim, para me aproximar ainda mais da verdade e dar uma justa ideia da perfeição do sentido interno, considerar todos os pontos que o constituem como estando submetidos à mesma lei, dependendo uns dos outros e tendendo igualmente a formar um todo bem ordenado; posso, digo, compará-los a um líquido do qual todas as partes, estando em equilíbrio perfeito e oferecendo uma superfície exatamente unida, são capazes de retraçar fielmente todos os objetos. Como é claro que toda mudança nesse equilíbrio e em suas proporções deve alterar seus efeitos, assim também a perfeição das sensações é sempre alterada na proporção das perturbações que agitam o corpo animal nas doenças e nos momentos de crises.

É essencial dizer, aqui, que todos os gêneros de alienação do espírito não são senão nuanças de um sono imperfeito. A loucura, por exemplo, existe quando diversas vísceras estão de tal forma obstruídas que suas funções são suspensas, e quando elas estão, por conseguinte, reduzidas a um estado *soporoso*, enquanto que os órgãos naturais do sono estão em uma ação contínua e irregular e que o sono assim deslocado ocupa as partes afetadas pela doença. A cura pode se operar então pela ação do magnetismo animal; as obstruções e os obstáculos que se opunham à harmonia do *sensorium commune* serão removidos e essas partes, retiradas de seu estado soporoso, de maneira que o sono necessário seja, por assim dizer, transportado aos órgãos destinados às funções animais e às dos sentidos. Vê-se quanto é importante distinguir, nas doenças, o sono sintomático do sono crítico.

Por uma sequência dessas explicações e do que eu disse dos antigos preconceitos, é fácil entrever a quantos erros e abusos se expõem os observadores desse estado, quando lhe concedem uma confiança demasiado extensa.

Resta-me ainda a dizer por que o estado de sonambulismo é mais frequente e apresenta mais perfeição desde que se empreguem meus princípios: a razão disso é que o magnetismo determina um movimento tônico que penetra todas as partes do corpo, vivifica seus nervos e reanima o jogo de todas as molas da máquina. Já comparei essa ação à de uma corrente de água ou de ar dirigida sobre as partes móveis de um moinho: é essa ação que provoca as crises necessárias à cura de todas as doenças: essas crises participam, o mais frequentemente, do sono de que falei; e, como a ação que as produziu tende a restabelecer a harmonia em todos os órgãos e vísceras, ela produz também necessariamente o efeito inseparável de *aperfeiçoar as sensações*. Enfim, as faculdades do homem são manifestadas pelos efeitos do magnetismo, como as propriedades dos outros corpos são desenvolvidas pelos procedimentos do fogo graduado empregado pela química.

Resulta desses princípios e desses desenvolvimentos que as antigas opiniões não são de desdenhar porque estão associadas a alguns erros; que os fenômenos do sonambulismo foram percebidos de todos os tempos e desnaturados segundo os preconceitos do século ao qual pertenciam; que o homem sempre foi imperfeitamente conhecido, sobretudo em seu estado de doença; e que as faculdades extraordinárias que se manifestam nele não devem ser consideradas senão como a *extensão de suas sensações e de seu instinto.*

De acordo com tudo o que acabo de fazer conhecer do magnetismo como *agente* direto e imediato sobre os nervos e sobre a fibra muscular, instrumentos das sensações e do movimento no corpo animal; de acordo com as provas que estabeleci de que é só na ação da fibra animal por esse mesmo agente que reside a causa geral da qualidade dos humores, assim como de sua circulação; que é, enfim, ele que, em todos os casos de doença, determinando crises salutares, retifica as aberrações nos fluidos e nos sólidos, compreender-se-á que eu estou fundado em considerá-lo como meio *único* e *universal* de preservar de doenças e de obter a sua cura, todavia, quando ela não é tornada absolutamente impossível, como quando partes do corpo são desorganizadas ou destruídas, ou quando o indivíduo doente está privado de recursos essenciais à ação da máquina e ao jogo da economia animal.

Pois, embora se possa afirmar que a aplicação do magnetismo baste para operar a cura de *toda espécie* de doença, seria insensato pretender curar da mesma forma *todos* os indivíduos doentes. É preciso, portanto, tomar no sentido possível o que chamo a *universalidade* desse meio de curar.

Toda causa física supõe certas condições necessárias para que o efeito possa ter lugar. Nos casos de que acabo de falar, como se teria sucesso se existem obstáculos que impedem a ação da causa?

Essa lei da natureza é o que torna indispensável, para a prática do magnetismo, uma teoria sã da economia animal e o socorro das luzes que dá o estudo da Medicina.

Por que essa descoberta anunciada há vinte anos, sustentada pelas provas mais autênticas, defendida pelos homens mais estimáveis, pelos fatos mais multiplicados em todas as partes da França; por que, digo, uma descoberta tão importante por sua extensão e tão preciosa por seus efeitos não produziu senão uma opinião tão incerta? É que minhas asserções, os procedimentos e os efeitos aparentes do magnetismo animal pareciam recordar antigas opiniões, antigas práticas justamente consideradas há longo tempo como erros e malabarismos. Em sua maior parte, os homens consagrados às ciências e à arte de curar não consideraram minha descoberta senão sob este ponto de vista: arrastados por essas primeiras impressões, eles negligenciaram aprofundá-la. Outros, excitados por motivos pessoais, pelo interesse de corporação, não quiseram ver em minha pessoa senão um adversário que deviam abater. Para aí chegar, eles primeiro empregaram a arma tão poderosa do ridículo, a não menos ativa e mais odiosa da calúnia; enfim, a publicidade imoderada de um relatório que será, em todos os tempos, um monumento pouco honroso para os que ousaram assiná-lo. Outras pessoas, enfim, e o número delas é bastante grande, convencidas, seja por sua própria experiência, seja pela de outrem, exaltaram-se e se entregaram a tais exageros que tornaram todos os fatos inacreditáveis. Disso resultaram, para a multidão fraca e sem instrução, ilusões e temores sem fundamento. Eis quais têm sido, até o presente, as fontes da opinião pública contra minha doutrina.

Superior a tantos obstáculos e contradições, acreditei necessário ao progresso das ciências, mais ainda ao sucesso do magnetismo, publicar minhas ideias sobre a organização e a influência respectiva dos corpos. Abandono de bom grado minha teoria à crítica, declarando que não tenho nem o tempo nem a vontade de responder. Eu não teria nada a dizer àqueles que, incapazes de me supor a retidão e a generosidade, prender-se-iam a me combater com disposições puramente hostis, ou sem nada substituir de melhor ao que quereriam destruir; e eu veria com prazer melhores gênios remontarem a princípios mais sólidos, mais luminosos; talentos mais extensos que os meus descobrirem novos fatos e tornarem, por suas concepções e seus trabalhos, minha descoberta ainda mais interessante: numa palavra, devo desejar que se o faça melhor do que eu. Bastará sempre à minha glória ter podido abrir um vasto campo aos cálculos da ciência e ter, de alguma sorte, traçado a rota dessa nova carreira.

Já muito avançado na da vida, quero consagrar o que me resta de existência *apenas à prática* de um meio que reconheci eminentemente útil à conservação de meus semelhantes, a fim de que ela não esteja mais, doravante, exposta às chances incalculáveis das drogas e de sua aplicação.

# AFORISMOS
## DE
# MESMER

Ditados à assembleia dos seus alunos, e nos quais se encontram seus princípios, sua teoria e os meios de magnetizar; o todo formando um corpo de doutrina, desenvolvido em trezentos e quarenta e quatro parágrafos, para facilitar a aplicação de comentários ao Magnetismo Animal. Obra trazida à luz por Sr. C. de V.,[1] Médico da Casa de Monsieur.

*Scilicet ut possem curvo dignoscere rectum,*
*Atque inter silvas Academi quærere verum.*[2]

Horác. Liv. II. *Ep.* 2.

Em Paris.

E se encontra em casa de Sr. Quinquet, o idoso, Mestre em Farmácia, rua do mercado nas Poirées, ao canto da porta do antigo saguão do trigo. 1785. *Com permissão.*[3]

---

[1] Trata-se de CAULLET DE VEAUMOREL, médico da Coroa Francesa e discípulo de Mesmer, responsável pela publicação dos *Aforismos*. (N. T.)
[2] A saber, que eu possa, do curvo, distinguir o reto, E, entre os bosques de Academo, pesquisar o verdadeiro. (N. T.)
[3] As principais edições dos *Aforismos* traziam esta introdução. Embora não esteja na edição de Ricard, consta da ed. de 1785. (N. T.)

# Capítulo I

## Princípios

1. Existe um princípio incriado, Deus; existem, na natureza, dois princípios criados, a matéria e o movimento.
2. A matéria elementar é aquela que foi empregada pelo Criador para a formação de todos os seres.
3. O movimento opera o desenvolvimento de todas as possibilidades.
4. Não se pode fazer uma ideia positiva da matéria elementar; ela está colocada entre o ser simples e o começo do ser composto: ela é como a unidade a respeito das quantidades aritméticas.
5. A IMPENETRABILIDADE constitui sua essência; a impenetrabilidade faz com que uma parte não seja a outra.
6. A matéria é indiferente a estar em movimento ou a estar em repouso.
7. A matéria em movimento constitui a fluidez; o repouso da matéria faz a solidez.
8. Se duas ou muitas partes da matéria estão em repouso, resulta desse estado uma combinação.
9. O estado da combinação é um estado relativo do movimento ou do repouso da matéria.
10. Só nessas relações consiste a fonte de todas as variedades possíveis, nas formas e nas propriedades.
11. Como a matéria não é suscetível senão de diferentes

combinações, as ideias que temos daquelas dos números ou das quantidades aritméticas podem servir para nos fazer sentir a imensidade do desenvolvimento das possibilidades.

12. Considerando as partículas da matéria elementar como unidades, conceber-se-á facilmente que essas unidades podem se juntar por duas, por três, por quatro, por cinco etc., e que dessa junção resultarão somas ou agregados que podem ser continuados ao infinito.

13. Essa maneira de reunir essas unidades, esses agregados, constitui a primeira espécie de combinações possíveis.

14. Considerando, em seguida, essas primeiras combinações como novas unidades, teremos tantas espécies de unidades quanto houver de números possíveis, e poderemos conceber ainda as junções dessas unidades entre si.

15. Se essas junções ou agregados são formados de unidades da mesma espécie, eles constituem um todo de *matéria homogênea*.

16. Se esses agregados são formados de unidades de diferentes espécies, eles constituem um todo de *matéria heterogênea*.

17. Dessas diversas combinações, das quais cada uma pode ir ao infinito, concebe-se a imensidade de todas as combinações possíveis.

18. A matéria propriamente dita não tem por si mesma nenhuma propriedade; ela é indiferente a toda sorte de combinações.

19. O conjunto da quantidade da matéria em estado de combinação, considerado como formando um todo, é o que chamamos *um corpo*.

20. Se, na combinação das partes constitutivas de um corpo, existe uma ordem tal que, em consequência dessa ordem, resultem novos efeitos ou novas combinações, elas constituem um todo que chamamos *corpo orgânico*.

21. Se as partes da matéria são combinadas em uma tal ordem que não resulte nenhum novo efeito dessa ordem, disso resulta um todo que chamamos *corpo inorgânico*.

22. O que chamamos *corpo inorgânico* é uma distinção puramente metafísica, uma vez que, se não resultasse absolu-

tamente nenhum efeito de um corpo, ele não existiria.

23. A matéria elementar de todas as partes constitutivas dos corpos é da mesma natureza. Essa identidade se encontra na última dissolução dos corpos.

24. Se consideramos as partes constitutivas dos corpos como existentes umas fora das outras, temos a ideia *do lugar*.

25. Os lugares são pontos imaginários nos quais se encontra ou pode se encontrar a matéria.

26. A quantidade desses pontos imaginários determina a ideia do *espaço*.

27. Se a matéria muda de lugar e ocupa sucessivamente diferentes pontos, essa mudança ou esse ato da matéria é o que chamamos *movimento*.

28. O movimento modifica a matéria.

29. O primeiro movimento é um efeito imediato da criação, e esse movimento dado à matéria é a única causa de todas as diferentes combinações e de todas as formas que existem.

30. Esse movimento primitivo é universalmente e constantemente entretido pelas partes da matéria mais soltas, que chamamos *fluido*.

31. Em todos os movimentos da matéria fluida, consideramos três coisas: a *direção*, a *celeridade* e o *tom*.

32. O tom é o gênero ou o modo de movimento que têm as partes entretidas em funcionamento.

33. Não há senão duas sortes de direções diretamente opostas uma à outra; todas as outras são compostas dessas duas. Por uma dessas direções, as partes se aproximam e, pela outra, elas se afastam. Por uma, opera-se a combinação, pela outra, a desproporção.

34. A igualdade na força dessas duas direções faz com que as partes não se afastem nem se aproximem; por conseguinte, que elas não estejam nem no estado de coesão, nem no de dissolução, o que constitui o estado de fluidez perfeita.

35. À medida que as direções se afastam desse estado de igualdade, a fluidez diminui e a solidez aumenta, e *vice versa*.

36. A combinação ou a coesão primitiva se opera quando as direções de movimento das partes se encontram opostas, ou quando do sua celeridade para a mesma direção se encontra desigual.

37. Uma quantidade de matéria no estado de coesão ou de repouso constitui a solidez ou a massa dos corpos.

38. A primeira impulsão do movimento que a matéria tinha reunido em um espaço absolutamente pleno era suficiente para lhe dar todas as direções e todas as gradações de celeridade possíveis.

39. A matéria conserva a quantidade de movimento que ela reuniu no princípio.

40. Os diferentes gêneros do movimento podem ser considerados, ou nos corpos inteiros, ou nas partes constitutivas.

41. As partes constitutivas da matéria fluida podem ser combinadas de todas as maneiras possíveis e receber todos os gêneros de movimento possíveis entre si.

42. Todas as propriedades, seja dos corpos organizados, seja dos corpos inorganizados, dependem da maneira pela qual suas partes estão combinadas e do movimento dessas partes entre si.

43. Se uma quantidade de fluido é posta em movimento em uma mesma direção, isso se chama *corrente*.

44. Se se supõe uma corrente que, insinuando-se em um corpo, divide-se em uma infinidade de pequenas correntes infinitamente finas, em forma de linhas, chamam-se essas subdivisões *fileiras*.

45. Quando a matéria elementar, por direções opostas, ou por celeridades desiguais, põe-se em repouso e adquire alguma coesão, resultam, da maneira pela qual as partículas estão combinadas, intervalos ou *interstícios*.

46. Os interstícios das massas permanecem permeáveis às correntes ou fileiras da matéria sutil.

47. Todo corpo mergulhado em um fluido obedece a um movimento desse fluido.

48. Disso se segue que, se um corpo está mergulhado em uma corrente, ele é arrastado em sua direção, o que não acontece a um corpo obedecendo a várias direções confusas.

49. Sejam $A$-$C$-$B$. Se $A$ se move para $B$, e se a causa do movimento é $B$, seria o que se chama *atração*; se $A$ se move para $B$, e se a causa desse movimento está em $C$, então não seria senão um arrastamento, ou o que se pode chamar *atração aparente*.

50. A causa da atração aparente e da repulsão está na direção das correntes entrantes ou saintes.

51. Quando as fileiras de correntes opostas se intercalam umas nas outras imediatamente, há atração; quando elas se chocam em oposição, há repulsão.

52. Considerando que tudo é pleno, não pode existir uma corrente sainte sem uma corrente entrante, e *vice versa*.

53. Existe no universo uma soma determinada, uniforme e constante de movimento, que no começo é impressa à matéria.

54. Essa impressão do movimento se fez primeiro sobre uma massa de fluido, de forma que todas as partes contíguas do fluido receberam as mesmas impressões.

55. Disso resultaram duas direções opostas e todas as progressões dos outros movimentos compostos.

56. (A) (B). Tudo sendo pleno, se A se move para B, são necessárias duas coisas, que B seja deslocado por A, e A seja recolocado por B.

57. Essa figura explica, 1° todas as gradações e todas as direções do movimento; 2° um movimento de rotação universal e particular; 3° esse movimento não é propagado senão a uma certa distância da impressão primitiva; 4° correntes universais e mais ou menos compostas.

58. 5° Mediante essas correntes, a soma do movimento é distribuída e aplicada a todas as partes da matéria.

59. 6° Na modificação das correntes existe a fonte de todas as combinações e de todos os movimentos possíveis, desenvolvidos e por desenvolver. Assim, no número infinito das combinações da matéria, que o movimento de uma ou de outra espécie tinha posto em jogo, aquelas que eram perfeitas, isto é, onde não havia contradição de movimento, subsistiram e se conservaram, e, aperfeiçoando-se, chegaram a formar moldes para a propagação das espécies. Poder-se-á fazer uma ideia dessa operação, pela comparação das cristalizações.

60. 7° Todos os corpos flutuam em uma corrente da matéria sutil.

61. 8° Assim, por direções opostas e celeridades desiguais, as partículas, tendo se tocado e tendo permanecido sem movimento, formaram o primeiro grau de coesão, infin-

dáveis moléculas mais grosseiras foram levadas e aplicadas às primeiras, mais consideráveis, que estavam em repouso, e constituíram uma massa que se tornou o germe e a origem de todos os grandes corpos.

62. Duas partículas que estão em repouso colocam um obstáculo às duas fileiras de correntes que lhes respondem. Essas duas fileiras, não podendo passar em retidão, juntam-se em duas fileiras vizinhas e aceleram seu movimento, e essa aceleração está na razão do quanto as passagens ou interstícios são mais estreitos.

63. À aproximação de um corpo sólido, toda corrente é acelerada, e essa aceleração está na razão da compactabilidade ou da solidez da matéria.

64. Ou essas fileiras, passando, guardam sua primeira direção, ou suas partes obedecem a um movimento confuso.

65. Se essa corrente, atravessando um corpo, é modificada em fileiras separadas, e se as fileiras opostas, partindo de dois corpos, insinuam-se mutuamente nos interstícios uma da outra, sem perturbar seu movimento, disso resulta a atração aparente ou o fenômeno do ímã.

66. Se as fileiras, em lugar de se insinuar, chocam-se, ou que uma predomine sobre a outra, disso resulta a repulsão.

67. O equilíbrio exige que, quando uma corrente entra em um corpo, outra saia dele igualmente; e, entretanto, o movimento dos raios que saem é mais fraco, porque eles são divergentes e esparsos.

68. A natureza das correntes universais e particulares sendo assim determinada, explicam-se a origem e a marcha dos corpos celestes.

69. 1º A molécula mais grosseira que o acaso formou se tornou o centro de uma corrente particular.

70. 2º A corrente, à medida que encadeou a matéria flutuante de que estava cercada, engrossou esse corpo central; a corrente foi acelerada, tornou-se mais geral e se apoderou da matéria mais grosseira. Essa ação se estendeu até a distância onde se encontrou contrabalançada pela ação semelhante de um outro corpo central.

71. 3º Uma vez que a ação se fazia igualmente da periferia

para o centro, os corpos se tornaram necessariamente *esferas*.

72. 4° A diferença de sua massa dependeu do acaso da combinação das primeiras moléculas, que lhes deu mais ou menos grossura.

73. 5° A diferença de sua massa responde à extensão do espaço que se encontra entre eles.

74. 6° Como toda a matéria recebeu um movimento de rotação, disso resulta, em cada corpo central, um movimento sobre seu eixo.

75. 7° Como esses corpos são excêntricos relativamente ao turbilhão no qual estão mergulhados, eles se afastam do centro até que o movimento centrífugo seja proporcional à força da corrente que os leva para o centro.

76. 8° Todos os corpos celestes têm uma tendência recíproca uns para os outros, que está na razão de sua massa e de sua distância: essa ação se exerce mais diretamente entre os pontos de sua superfície que se defrontam.

77. 9° Esses corpos esféricos, girando sobre seu eixo e se opondo reciprocamente uma metade de sua superfície, recebem as impressões mútuas sobre essa metade. Essas impressões mútuas e alternativas constituem o fluxo e o refluxo em cada uma de suas esferas.

78. 10° Essas ações e essas relações recíprocas explicadas constituem a influência entre todos os corpos celestes. Elas são manifestadas nos corpos mais afastados, pelos efeitos que eles produzem uns sobre os outros. Eles se perturbam em suas revoluções, detêm, retardam ou aceleram o movimento de suas órbitas.

79. 11° Portanto, uma lei constante na natureza é que há uma influência mútua sobre a totalidade desses corpos, e, consequentemente, ela se exerce sobre todas as partes constitutivas e sobre suas propriedades.

80. Essa influência recíproca e as relações de todos os corpos coexistentes formam o que se chama *magnetismo*.

# Capítulo II

## Da coesão

81. A coesão é o estado da matéria em que suas partículas se encontram juntas sem movimento local e não podem se deixar sem um esforço estranho.
82. A matéria pode ser reduzida a esse estado pelas direções de movimento diretamente opostas, ou pela desigualdade de velocidade nas mesmas direções.
83. Duas partículas que se tocam excluem, no ponto de contato, a matéria sutil; a separação não pode se fazer sem um esforço contra a matéria sutil que as cerca, e o esforço necessário para operá-la será igual à resistência.
84. A resistência é igual à coluna inteira que responde ao ponto de contato.
85. A resistência total não é senão um momento, e esse momento é aquele da separação.
86. A resistência ou a coesão está, portanto, na razão combinada dos pontos de contato e da grandeza da coluna do fluido universal no qual o corpo está mergulhado, e que tem por base os pontos de contato.
87. A coluna da matéria resistente é invariável, e a coesão está na razão direta dos pontos de contato.
88. A coesão não sendo senão o momento em que a continuidade do fluido é interrompida pelo contato, logo que a continuidade é restabelecida, a coesão cessa.

# Capítulo III

## Da elasticidade

89. Um corpo elástico é o que, quando é comprimido, restabelece-se ao seu primeiro estado.

90. A elasticidade nos corpos é a propriedade de se restabelecer ao seu antigo estado após terem sido comprimidos.

91. Um corpo é, portanto, elástico: 1° quando as partes que o compõem podem, por sua figura, ser aproximadas ou afastadas sem ser deslocadas entre si; 2° quando essas mesmas partículas sofrem um esforço para descontinuar a coesão, sem que o esforço seja suficiente para operá-lo.

No primeiro caso, isto é, quando as moléculas se aproximam, as fileiras da corrente são estreitadas sem ser descontinuadas, e elas agem como tantos calços sobre os pontos laterais das moléculas, com tanto mais força quanto sua aceleração foi aumentada pelo estreitamento dos interstícios.

No segundo caso, faz-se um esforço para vencer o momento da coesão; esse esforço, sendo impotente, subsiste até que seja vencido e aniquilado pela causa da coesão.

92. O corpo elástico comprimido, no instante da compressão, sofre a resistência da coesão, sem que ela possa ser vencida inteiramente. É o momento da resistência, no maior esforço da separação começada e que não está acabada, que constitui o mais alto grau da elasticidade de um corpo; nesse estado, ele sofre a ação da coluna do fluido, isto é, que o esfor-

ço operado para vencer a coesão é igual à ação da coluna do fluido que pressiona sobre as partes laterais das moléculas, e que é preciso soerguer para vencê-la.

93. Quanto mais um corpo elástico é comprimido, mais a resistência aumenta; a causa da elasticidade sendo, em parte, a da coesão, a resistência está na razão da quantidade de pontos de contato sobre os quais os esforços se fazem, e que se opõem a esses esforços.

94. Os corpos elásticos são aqueles cujas partes comprimidas podem, por suas figuras, ser deslocadas sem ser descontinuadas entre si.

95. Em um corpo não elástico, as partes não podem se deslocar sem a solução da coesão.

96. As nuanças de esforços contra a coesão e as nuanças de resistência para a causa da coesão produzem todos os efeitos da elasticidade.

97. Esses esforços dão às partes constitutivas uma outra direção, sem poder dissolvê-las. Essas partes constitutivas se deslocam em relação à sua massa, sem se deslocar entre si, deixando-se, sem deixar o local.

# Capítulo IV

## Da gravidade

98. Há uma tendência recíproca entre todos os corpos coexistentes. Essa tendência está na razão das massas e das distâncias.

99. As causas dessa tendência são as correntes nas quais esses corpos se encontram mergulhados, e dos quais a força e a quantidade de movimento estão na razão composta de sua massa, de sua grandeza e de sua celeridade.

100. É essa tendência que se chama gravidade; portanto, todos os corpos coexistentes gravitam uns sobre os outros.

101. Uma corrente geral da matéria sutil elementar, dirigida para o centro de nosso globo, arrasta em sua direção toda a matéria combinada que encontra e que, por sua composição, opõe uma resistência a esse fluido.

102. No princípio, fez-se, para um centro, uma precipitação de todas as partículas que se encontram em toda a extensão de atividade dessa corrente, na ordem de sua resistência, de sorte que a matéria que, sendo a mais grosseira, prestava mais resistência se precipitou primeiro.

103. Assim se formaram todos os leitos da matéria[1] que compõem os diferentes globos.

104. A força motriz sendo aplicada a cada uma das partí-

---

[1] No original, *couches de la matière*: "leitos", estratos ou camadas da matéria dos planetas. (N. T.)

culas da combinação primitiva, a quantidade do efeito da gravidade, ou peso, está na razão da celeridade da corrente e da resistência da matéria.
105. Como a celeridade das correntes aumenta em se aproximando da Terra, a gravidade aumenta na mesma proporção.
106. A Terra gravita igualmente para todos os corpos pesados e para todas as partículas constitutivas.
107. Nos pontos onde as correntes se encontram em equilíbrio, a gravidade cessa.
108. A uma certa profundidade da massa da Terra, a gravidade cessa.
109. As águas capazes de mudar a *compactabilidade* da matéria combinada e aquelas que estão em condições de mudar a intensidade das correntes podem também aumentar ou diminuir a gravidade dos corpos; tais são a mudança do movimento de rotação, uma variedade de intensidade na causa do fluxo e do refluxo, ainda, comparativamente, a calcinação e a vitrificação.
110. As causas da gravidade e suas modificações são a razão da solidez diferente das partes constitutivas da Terra.
111. A solidez ou a *compactabilidade* da Terra aumenta a uma certa profundidade, após a qual ela diminui e cessa provavelmente.

# Capítulo V

## Do fogo

112. Há duas direções do movimento. Segundo uma, as partes da matéria se aproximam e, conforme a outra, elas se afastam. Uma é o princípio da combinação, a outra opera a dissolução.
113. Um movimento da matéria extremamente rápido, oscilatório, que, por sua direção, é aplicado a um corpo cuja combinação não se encontra senão em um certo grau de coesão, dele produz a dissolução: é o fogo.
114. O fogo, considerado relativamente aos nossos sentidos, produz sobre o fluido universal um movimento oscilatório que, sendo propagado até a retina, dá a ideia da *chama* ou vislumbre do fogo e, sendo refletido por outros corpos, dá a ideia da luz.
115. O mesmo movimento propagado e aplicado às partes destinadas ao tato, diminuindo ou enfraquecendo mais ou menos a coesão, dá a ideia do *calor*.
116. O estado do fogo é, portanto, um estado da matéria oposto àquele da coesão; por conseguinte, o que pode diminuir a coesão da matéria se aproxima dele mais ou menos.
117. A matéria flogística é aquela que, por sua leve combinação, não resiste à ação do movimento oposto.
118. A combustibilidade está na razão da leveza da matéria. As diferentes nuanças desse movimento e dessa aproximação ao estado do fogo produzem os diversos graus do calor e de seus efeitos.

# Capítulo VI

## Do fluxo e do refluxo

119. A causa da gravidade de todos os grandes corpos o é também de todas as propriedades dos corpos organizados e inorganizados.

120. O movimento de rotação das esferas, suas diferentes distâncias, fazem com que as causas da influência mútua sejam aplicadas sucessivamente e alternativamente às partes desses globos que estão em *conspecto* umas das outras.

121. A superfície do globo está coberta da matéria líquida, *a atmosfera e a água*, que se conformam às leis hidrostáticas.

122. A parte que se encontra nesse conspecto tendo perdido sua gravidade, as partes laterais comprimem e elevam essa porção, até que ela se encontre em equilíbrio com o resto. A superfície da atmosfera e a do mar se tornam também um esferoide, cujo eixo mais longo está voltado para a lua e a segue em seu curso. O sol concorre para essa operação, embora mais fracamente.

123. Chama-se esse efeito alternativo dos princípios da gravidade, o fluxo e o refluxo.

124. Quando diferentes causas concorrem, seja relativamente a diversos astros, seja relativamente à Terra, na qual essa ação se torna comum a todas as partes constitutivas e a todos os seres que as ocupam, há, então, fluxos e refluxos mais ou menos gerais, mais ou menos compostos.

125. Os efeitos dessa ação alternativa e recíproca, que aumenta e diminui as propriedades dos corpos organizados e inorganizados, serão denominados *intensão* e *remissão*. Assim, pois, por essa ação, serão aumentados e diminuídos a coesão, a gravidade, a eletricidade, a elasticidade, o magnetismo, a irritabilidade.

126. Essa ação, a respeito da posição respectiva da Terra e da lua, é mais forte nos equinócios.

127. 1º Uma vez que a tendência centrífuga sob o equador é mais considerável, a gravidade das águas e da atmosfera aí e mais fraca.

128. 2º Uma vez que a ação do sol concorre com a da lua, essa ação é ainda mais forte quando a lua está nos signos boreais, quando ela está em oposição ou em conjunção com o sol.

129. Os diversos concursos dessas causas modificam diferentemente a intensão do fluxo e refluxo.

130. Como todos os corpos particulares sobre a superfície da Terra têm sua influência ou tendência mútua e recíproca, existe ainda uma causa especial do fluxo e refluxo.

131. Independentemente do fluxo e refluxo observados até o presente, deles existem seculares, anuais, menstruais, diários e diferentes outros irregulares e acidentais.

# Capítulo VII

## Da eletricidade

132. Se duas massas, cujas superfícies estão carregadas de quantidades desiguais de movimento, encontram-se, elas se comunicam o excedente para se porem em equilíbrio. A massa menos carregada recebe da outra o que ela tem de mais. Essa carga se faz ou em quantidade considerável, de uma vez, ou sucessivamente, como por fileiras.

O primeiro caso se manifesta por uma explosão capaz de produzir o fenômeno do *fogo* e do *som*.

O segundo caso produz os efeitos da atração e da repulsão aparente; o produto desses efeitos se chama *eletricidade*; ela se manifesta nas nuvens de um calor desigual, ou mesmo entre as nuvens e a Terra.

133. O excedente de movimento excitado pela fricção de um corpo elástico e que se encontra exposto a um outro, de maneira a poder se descarregar, forma a *eletricidade artificial*.

134. Em toda eletricidade se observam correntes entrantes e saintes.

# Capítulo VIII

## Do homem

135. O homem, em razão de sua conservação, é considerado em estado de sono, em estado de vigília, em estado de saúde, em estado de doença; da mesma forma que para toda a natureza, no homem não há senão dois princípios, a matéria e o movimento.

136. A massa da matéria que o constitui pode ser aumentada ou diminuída.

137. A diminuição deve ser reparada; a matéria perdida é, portanto, reparada da massa geral, mediante os alimentos.

138. A quantidade do movimento é reparada da soma do movimento geral pelo sono.

139. Como o homem faz duas sortes de dispêndios, ele tem, da mesma forma, duas sortes de refeições, pelos alimentos e pelo sono.

140. No estado de sono, o homem age como máquina cujos princípios do movimento são internos.

141. O estado de sono do homem é quando o exercício e as funções de uma parte considerável de seu ser estão suspensos por um tempo, durante o qual a quantidade do movimento perdido durante a vigília é reparada pelas propriedades das correntes universais nas quais ele está colocado.

142. Há duas sortes de correntes universais relativamente ao homem: a gravidade e a corrente magnética de um polo

ao outro.

143. O homem recebe e reúne uma certa quantidade de movimento, como em um reservatório; o excedente do movimento ou a plenitude do reservatório determina a vigília.

144. O homem começa sua existência no estado de sono; nesse estado, a porção do movimento que ele recebe, proporcional à sua massa, é empregada para a formação e o desenvolvimento dos rudimentos de seus órgãos.

145. Tão logo a formação é acabada, ele desperta, faz sobre sua mãe esforços bastante poderosos para fazê-lo vir à luz.

146. O homem está em estado de saúde quando todas as partes de que ele é composto têm a faculdade de exercer as funções às quais elas são destinadas.

147. Se, em todas as suas funções, reina uma ordem perfeita, chama-se esse estado, estado da *harmonia*.

148. A doença é o estado oposto, isto é, aquele em que a harmonia está perturbada.

149. Como a harmonia não é senão uma, não há senão uma saúde.

150. A saúde é representada pela linha reta.

151. A doença é a aberração dessa linha; essa aberração é mais ou menos considerável.

152. O *remédio* é o meio que remete[1] a ordem ou a harmonia que foi perturbada.

153. O princípio que constitui, restabelece e entretém a harmonia é o princípio da conservação; o princípio da cura é, portanto, necessariamente o mesmo.

154. A porção do movimento universal que o homem recebeu em partilha em sua origem e que, inicialmente modificado em seu molde matriz, tornou-se tônico, determinou sua formação e o desenvolvimento das vísceras e de todas as outras partes orgânicas constitutivas.

155. Essa porção do movimento é o princípio da vida.

156. Esse movimento entretém e retifica as funções de todas as vísceras.

157. As vísceras são as partes constitutivas orgânicas que preparam, retificam e assimilam todos os seus humores,

[1] No original: *remet*, no sentido de "torna a meter", "repõe", "restabelece". (N. T.)

determinando o movimento, as secreções e as excreções.

158. O princípio vital, sendo uma parte do movimento universal e obedecendo às leis comuns do fluido universal, está, portanto, submetido a todas as impressões da influência dos corpos celestes, da Terra e dos corpos particulares que o cercam.

159. Essa faculdade ou propriedade do homem de ser suscetível a todas essas relações é o que se chama *magnetismo*.

160. O homem, estando constantemente colocado nas correntes universais e particulares, delas é penetrado; o movimento do fluido modificado pelas diferentes organizações se torna tônico. Nesse estado, ele segue a continuidade do corpo o mais longo tempo que pode, isto é, para as partes mais eminentes.

161. Dessas partes eminentes ou extremidades se escoam e nelas entram correntes, quando um corpo capaz de recebê-las ou de dá-las lhe é oposto. Nesses casos, as correntes sendo estreitadas a um ponto, sua celeridade é aumentada.

162. Esses pontos de escoamento ou de entrada de correntes tônicas são o que chamamos *polos*. Esses polos são análogos aos que se observam no ímã.

163. Há, portanto, correntes entrantes e saintes, polos que se destroem, que se reforçam, como no ímã; sua comunicação é a mesma. Basta determinar um deles para que o outro, oposto, seja formado ao mesmo tempo.

164. Sobre uma linha imaginada entre os dois polos, há um centro ou um ponto de equilíbrio onde a ação é nula, isto é, onde nenhuma direção predomina.

165. Essas correntes podem ser propagadas e comunicadas a uma distância considerável, seja por uma continuidade ou encadeamento de corpos, seja pela de um fluido, como o ar e a água.

166. Todos os corpos cuja figura é determinada em ponta ou em ângulo servem para receber as correntes e delas se tornam *condutores*.

167. Podem-se considerar os condutores como aberturas de furos ou de canais que servem para fazer escoar as correntes.

168. Essas correntes, conservando sempre seu caráter tônico que tinham recebido, podem penetrar todos os corpos

sólidos e líquidos.

169. Essas correntes podem ser comunicadas e propagadas por todos os meios em que exista continuidade, seja sólido, seja fluido, nos raios da luz e pela continuidade das oscilações dos sons.

170. Essas correntes podem ser reforçadas,

171. 1º Por todas as causas do movimento comum; tais são todos os movimentos intestinos e locais, os sons, os ruídos, o vento, a fricção elétrica e todo outro, e pelos corpos que já são dotados de um movimento, como o ímã, ou pelos corpos animados;

172. 2º Por sua comunicação a corpos duros nos quais elas podem ser concentradas e reunidas como em um reservatório, para ser distribuídas, em seguida, nas diversas direções;

173. 3º Pela quantidade de corpos aos quais as correntes são comunicadas; esse princípio não sendo uma substância, mas uma modificação, seu efeito aumenta como o do fogo, à medida que ele é comunicado.

174. Se a corrente do magnetismo concorre, na direção, com a corrente geral ou com a corrente magnética do mundo, o efeito geral que disso resulta é o aumento de intensidade de todas essas correntes.

175. Essas correntes podem ainda ser refletidas nos espelhos conforme as leis da luz.

# Capítulo IX

## Das sensações

176. Sentir é uma propriedade da matéria organizada, a faculdade de receber impressões.
177. Como o corpo se forma pela continuidade da matéria, assim a sensação resulta da continuidade das impressões ou afecções de um corpo organizado.
178. Essa continuidade de afecções constitui um conjunto, um todo que pode se combinar, compor-se, comparar-se, modificar-se, organizar-se; e o resultado desse todo é um pensamento.
179. Toda mudança nas proporções e nas relações das afecções de nosso corpo produz um pensamento que não era antes.
180. Esse pensamento apresenta a diferença entre o estado anterior e o estado mudado: a sensação é, portanto, a percepção da diferença, e a sensação está na razão da diferença.
181. Há tantas sensações possíveis quanto há diferenças possíveis entre as proporções.
182. Os instrumentos ou órgãos que servem para perceber as diferenças das afecções são denominados *os sentidos*: as partes principais constitutivas desses órgãos, em todos os animais, são os nervos, que, em maior ou menor quantidade, estão expostos mais ou menos a ser afetados pelas diferentes ordens.
183. Além dos órgãos conhecidos, nós temos ainda diferentes órgãos próprios para receber a impressão, da exis-

tência dos quais nós não duvidamos, por causa do hábito em que estamos de nos servirmos dos órgãos comuns, de uma maneira grosseira, e porque as impressões fortes às quais estamos acostumados não nos permitem perceber impressões mais delicadas.

184. É provável, e há fortes razões *a priori*, que nós sejamos dotados de um sentido interno que está em relação com o conjunto de todo o universo; observações exatas podem disso nos assegurar; daí se poderia compreender a possibilidade dos pressentimentos.

185. Se é possível ser afetado de maneira a ter a ideia de um ser a uma distância infinita, assim como nós vemos as estrelas, cuja impressão nos é enviada em linha reta pela sucessão de uma matéria coexistente entre elas e nossos órgãos, por que não seria possível ser afetado por seres cujo movimento sucessivo é propagado até nós em linhas curvas ou oblíquas, em uma direção qualquer? Por que não poderíamos ser afetados pelo encadeamento de seres que se sucedem?

186. Uma lei da sensação é que, em todas as afecções que se fazem sobre nossos órgãos, aquela que se torna sensível é a mais forte. A mais forte sensação apaga a mais fraca.

187. Nós não sentimos o objeto tal como ele é; mas somente a impressão, a natureza e a disposição do órgão que a recebe e as impressões que a precederam.

188. Nossas sensações são, portanto, o resultado de todos os efeitos que fazem os objetos sobre nossos órgãos.

189. Daí vemos que nossos sentidos não nos apresentam os objetos tais como eles são; pode-se somente se aproximar mais ou menos do conhecimento da natureza dos objetos, por um uso e uma aplicação combinada e refletida de diferentes sentidos, mas jamais se pode atingir sua verdade.

# Capítulo X

## Do instinto

190. A faculdade de sentir, na harmonia universal, a relação que os seres e os acontecimentos têm com a conservação de cada indivíduo é o que se deve chamar o instinto.

191. Todos os animais são dotados dessa faculdade; ela está submetida às leis comuns das sensações. Essa sensação é mais forte na razão do maior interesse que os acontecimentos têm sobre nossa conservação.

192. A vista é um exemplo de um sentido pelo qual podemos perceber as relações que os seres coexistentes têm entre si, assim como suas relações e ações sobre nós, antes que eles nos toquem imediatamente.

193. Essa relação ou diferença de interesse é para o instinto o que a grandeza e a distância dos objetos são para a vista.

194. Como esse instinto é um efeito da ordem, da harmonia, ele se torna uma regra segura das ações e das sensações; trata-se somente de cultivar e de entreter essa sensibilidade diretriz.

195. Um homem insensível ao instinto é o que um ângulo é a respeito dos objetos visíveis.

196. O homem que só se serve do que ele chama sua razão é como aquele que se serve de uma luneta para ver tudo o que quer olhar; ele está disposto, por esse hábito, a não ver com seus próprios olhos e a jamais ver os objetos como um outro.

197. O instinto está na natureza, a razão é factícia: cada homem tem sua razão em si mesmo; o instinto é um efeito determinado e invariável da ordem da natureza sobre cada indivíduo.

198. A vida do homem é a porção do movimento universal que, em sua origem, torna-se tônica e que, aplicada a uma parte da matéria, foi destinada a formar os órgãos e as vísceras e, em seguida, a entreter e retificar suas funções.

199. A morte é a abolição inteira do movimento tônico. A vida do homem começa pelo movimento e termina pelo repouso. Da mesma forma que, em toda a natureza, o movimento é a fonte das combinações e do repouso, assim também, no homem, o princípio da vida se torna causa da morte.

200. Todo desenvolvimento e formação do corpo orgânico consiste nas relações diversas e sucessivas entre o movimento e o repouso; sua quantidade sendo determinada, o número de relações possíveis entre um e outro deve ser também determinado. A distância entre dois termos ou pontos pode ser considerada como representando a duração da vida.

201. Se um desses termos é o movimento e o outro, o repouso, a progressão sucessiva de diversas proporções de um e do outro constitui a marcha e a revolução da vida; passado esse ponto, começa-se a morrer.

202. Essa progressão de diversas modificações entre o movimento e o repouso pode ser exatamente proporcional, ou essa proporção pode ser perturbada.

203. Se o homem percorre essa progressão sem que as proporções dela sejam perturbadas, ele existe em perfeita saúde e chega ao seu último termo sem doença; se essas proporções são perturbadas, a doença começa. A doença não é, portanto, outra coisa que uma perturbação na progressão do movimento da vida. Essa perturbação pode ser considerada como existindo nos sólidos ou nos fluidos; existindo nos sólidos, ela desarranja a harmonia das propriedades das partes orgânicas, diminuindo umas e aumentando as outras; existindo nos fluidos, ela perturba seu movimento local e intestino. A aberração do movimento nos sólidos, alterando suas propriedades, perturba as funções das vísceras e as diferenças que

devem aí se fazer. A aberração do movimento intestino dos humores produz sua degeneração; a aberração do movimento local produz obstrução e febre: obstrução pela lentificação ou abolição do movimento; febre pela aceleração. A perfeição dos sólidos ou das vísceras consiste na harmonia de todas as suas propriedades e em suas funções; a qualidade dos fluidos, seu movimento intestino e local são o resultado das funções das vísceras.

204. Basta, portanto, para restabelecer a harmonia do corpo, restabelecer as funções das vísceras, porque suas funções uma vez restabelecidas, elas assimilam tudo o que pode sê-lo e separam tudo o que não pode ser assimilado. Esse efeito da natureza sobre as vísceras se chama crise.

# Capítulo XI

## Da doença

205. A doença sendo a aberração da harmonia, essa aberração pode ser mais ou menos considerável e produz efeitos mais ou menos sensíveis; esses efeitos são chamados *sintomas* sintomáticos.

206. Se esses efeitos são produzidos pela causa da doença, chamam-se *sintomas*: se, ao contrário, esses efeitos são esforços da natureza contra as causas da doença, e tendem a destruí-la e a devolver a harmonia, chamam-se sintomas críticos.

207. Na prática, importa bem distingui-los, a fim de prevenir ou de deter uns e de favorecer os outros.

208. Todas as causas de doenças desnaturam ou desarranjam mais ou menos as proporções entre a matéria e o movimento das vísceras, entre os sólidos ou os fluidos; elas produzem, por suas diferentes aplicações, uma remissão ou perturbação mais ou menos marcada nas propriedades da matéria e dos órgãos.

209. Para remediar os efeitos da remissão e da perturbação, e para destruí-los, é preciso, portanto, provocar a intensão, isto é, é preciso aumentar a *irritabilidade*, a *elasticidade*, a *fluidez* e o *movimento*.

210. Um corpo estando em harmonia é insensível ao efeito do magnetismo, uma vez que a proporção ou a harmonia estabelecida não varia, pela aplicação de uma ação uniforme

e geral; ao contrário, um corpo estando em desarmonia, isto é, no estado no qual as proporções estão perturbadas; nesse estado, embora, por hábito, não se seja sensível, ele se o torna pela aplicação do magnetismo, e isso porque a proporção ou a dissonância é aumentada por essa aplicação.

211. Daí se compreende ainda que, a doença estando curada, ele se torna insensível ao magnetismo, e esse é o *critério* da cura.

212. Compreende-se ainda que a aplicação do magnetismo aumenta segundo as dores.

213. A ação do magnetismo detém a aberração do estado da harmonia.

214. Segue-se dessa ação que os sintomas cessam pela aplicação do magnetismo.

215. Daí se segue ainda que, pelo magnetismo, os esforços da natureza contra as causas da doença são aumentados e, por conseguinte, os sintomas críticos são aumentados.

216. É por esses efeitos diversos que se chegam a distinguir esses diferentes sintomas.

217. O desenvolvimento dos sintomas se faz na ordem inversa na qual a doença se formou.

218. É preciso representar a doença como um novelo que se desemaranha exatamente como ele começou e como ele cresceu.

219. Nenhuma doença se cura sem uma crise.

220. Em uma crise, devem-se observar três épocas principais: a perturbação, a cocção e a evacuação.

# Capítulo XII

## Da educação

221. O homem pode ser considerado como existindo individualmente, ou como constituindo uma parte da sociedade; sob esses dois pontos de vista, ele se prende à harmonia universal.
222. O homem é, entre os animais, uma das espécies destinadas pela natureza a viver em sociedade.
223. O desenvolvimento de suas faculdades, a formação de seus hábitos, sob essas duas relações, são o que se chama educação.
224. A regra da educação é, portanto: 1º a perfeição das primeiras faculdades; 2º a harmonia de seus hábitos com a harmonia universal.
225. A educação do homem começa com sua existência. Desde esse momento, a criança começa: 1º a expor os órgãos de seus sentidos às impressões dos objetos externos; 2º a desdobrar e a exercer os movimentos de seus membros.
226. A perfeição dos órgãos dos sentidos consiste: 1º na irritabilidade; 2º em todas as combinações possíveis de seus usos.
227. A perfeição do movimento de seus membros consiste: 1º na *facilidade*, 2º na *justeza de direções*, 3º na *força*, 4º no *equilíbrio*.
228. Esse desenvolvimento sendo um progresso de vegetação, a regra desse desenvolvimento deve ser tomada na organização de cada indivíduo, que se torna submetido à ação

do movimento universal, e da influência geral e particular.

229. 1° A primeira regra é, portanto, afastar todos os obstáculos que poderiam perturbar e impedir esse desenvolvimento.

230. 2° Colocar sucessivamente a criança na possibilidade ou liberdade inteira de fazer todos os movimentos e todos os ensaios possíveis.

231. A criança, obedecendo unicamente ao princípio da natureza que formou seus órgãos, encontrará sozinha a ordem na qual convém se instruir, desenvolver-se e se formar.

232. O homem, considerado em sociedade, tem duas maneiras de estar em relação com seus semelhantes, por suas ideias e por suas ações.

233. Para comunicar suas ideias aos outros homens, há dois meios, a língua e a escrita natural ou de convenção.

234. A língua natural é a fisionomia, a voz e os gestos; a escrita natural é a faculdade de desenhar tudo o que pode falar aos olhos.

235. A língua de convenção consiste nas falas e a escrita de convenção, nas letras.

# Capítulo XIII

**Teoria dos procedimentos**

236. Foi exposto, na teoria do sistema geral, que as correntes universais eram a causa da existência dos corpos; que tudo o que era capaz de acelerar essas correntes produzia a intensão ou o aumento das propriedades desses corpos. Segundo esse princípio, é fácil conceber que, se estivesse em nosso poder acelerar essas correntes, nós poderíamos, aumentando a energia da natureza, estender a nosso grado, em todos os corpos, suas propriedades e mesmo restabelecer as que um acidente tivesse enfraquecido. Mas, da mesma forma que as águas de um rio não podem remontar à sua fonte para aumentar a rapidez de sua corrente, assim também as partes constitutivas da Terra, submetidas às leis das correntes universais, não podem agir sobre a fonte primitiva de sua existência. Se nós não podemos agir imediatamente sobre as correntes universais, não existem, para todos os corpos em geral, meios particulares de agir uns sobre os outros, acelerando reciprocamente entre si as fileiras das correntes que atravessam seus interstícios?

237. Como existe uma gravitação geral e recíproca de todos os corpos celestes uns para os outros, existe, da mesma forma, uma gravitação particular e recíproca das partes constitutivas da Terra para o todo, e desse todo para cada uma dessas partes, e, enfim, de todas essas partes umas para as

outras. Essa ação recíproca de todos os corpos se exerce pelas correntes entrantes e saintes de uma maneira mais ou menos direta, segundo a analogia dos corpos. Assim, de todos os corpos, aquele que pode agir com mais eficácia sobre o homem é seu semelhante. Basta que um homem esteja perto de um outro homem para agir sobre ele, provocando a intensão de suas propriedades.

238. A posição respectiva de dois seres que agem um sobre o outro não é indiferente. Para julgar qual deve ser essa posição, é preciso considerar cada ser como um todo composto de diversas partes, possuindo, cada uma, uma forma ou um movimento tônico particular; concebe-se, por esse meio, que dois seres têm um sobre o outro a maior influência possível, quando estão colocados de maneira que suas partes análogas ajam umas sobre as outras na oposição mais exata. Para que dois homens ajam o mais fortemente possível um sobre o outro, é preciso, portanto, que eles estejam colocados em face um do outro. Nessa posição, eles provocam a intensão de suas propriedades de uma maneira harmônica, e podem ser considerados como não formando senão um todo. Em um homem isolado, quando uma parte sofre, toda a ação da vida se dirige a ela, para destruir a causa do sofrimento; da mesma forma, quando dois homens agem um sobre o outro, a ação inteira dessa reunião age sobre a parte doente, com uma força proporcional ao aumento da massa. Pode-se, portanto, dizer, em geral, que a ação do magnetismo cresce na razão das massas. É possível dirigir a ação do magnetismo mais particularmente sobre tal ou tal parte, basta para isso estabelecer uma continuidade mais exata entre as partes que são tocadas e o indivíduo que toca. Nossos braços podem ser considerados como *condutores* próprios para estabelecer essa continuidade. Segue-se, portanto, do que dissemos sobre a posição mais vantajosa de dois seres agindo um sobre o outro, que, para entreter a harmonia do todo, deve-se tocar a parte direita com o braço esquerdo, e reciprocamente. Dessa necessidade, resulta a oposição dos polos no corpo humano. Esses polos, como se o nota no ímã, fazem oposição um a respeito do outro: eles podem ser mudados, comunicados, destruídos, reforçados.

239. Para conceber a oposição dos polos, é preciso considerar o homem como dividido em dois por uma linha traçada de alto a baixo. Todos os pontos da parte esquerda podem ser considerados como os polos opostos aos dos pontos correspondentes da parte direita. Mas, a emissão das correntes se fazendo de uma maneira mais sensível pelas extremidades, não consideramos verdadeiramente como polos senão essas extremidades. A mão esquerda será o polo oposto da mão direita, e assim por diante. Considerando, em seguida, essas mesmas extremidades como um todo, ou considerando ainda, em cada uma delas, polos opostos, na mão, o mindinho será o polo oposto do polegar, o segundo dedo participará da virtude do polegar, e o quarto, daquela do mindinho, e o do meio, semelhante ao centro ou equador do ímã, será desprovido de uma propriedade especial. Os polos do corpo humano podem ser comunicados a corpos animados e inanimados; uns e outros a isso são mais suscetíveis, na razão de sua maior ou menor analogia com o homem e da tenuidade de suas partes. Basta determinar um polo em um corpo qualquer, para que o polo oposto se estabeleça imediatamente. Destrói-se essa determinação tocando o mesmo corpo em sentido inverso àquele em que se o tocou primeiro, e se reforça o polo já estabelecido tocando o polo oposto com a outra mão.

240. A ação do magnetismo animal pode ser reforçada e propagada por corpos animados e inanimados. Como essa ação aumenta na razão das massas, quanto mais se juntarem corpos magnéticos uns na extremidade dos outros, de maneira que os polos não se contrariem, isto é, que se toquem pelos polos opostos, mais se reforçará a ação do magnetismo. Os corpos mais próprios para propagar e reforçar o magnetismo animal são os corpos animados; os vegetais vêm em seguida, e, nos corpos privados de vida, o ferro e o vidro são os que agem com mais intensidade.

# Capítulo XIV

**Observações sobre as doenças nervosas e sobre a extensão dos sentidos e as propriedades do corpo humano**

241. A irritabilidade exagerada dos nervos produzida pela aberração da harmonia no corpo humano é o que se chama mais particularmente *doenças nervosas*.
242. Há tantas variedades nessas doenças quanto se podem supor combinações entre todos os números possíveis.
243. 1° A irritabilidade geral pode ser aumentada ou diminuída por nuanças infinitas.
244. 2° Diferentes órgãos podem ser particularmente afetados, e privativamente a outros.
245. 3° Pode-se conceber uma imensidade infinita de relações resultantes de diversos graus pelas quais cada um desses órgãos pode ser afetado particularmente.
246. Um observador cuidadoso e atento encontrará, nos fenômenos sem número que produzem as doenças nervosas, uma fonte de instrução; é nessas doenças que ele pode mais facilmente estudar as propriedades e as faculdades do corpo humano.
247. É ainda nessas doenças que ele pode se persuadir, pelos fatos, do quanto nós somos dependentes da ação de todos os seres que nos cercam, e de como qualquer mudança nesses seres ou em suas relações entre si jamais pode nos ser absolutamente indiferente.

248. A extensão das propriedades e das faculdades de nossos órgãos, sendo consideravelmente aumentada nessas sortes de doenças, deve nos pôr em condições de alargar o termo de nossos conhecimentos, dando-nos a conhecer uma multidão de impressões das quais, sem isso, não teríamos nenhuma ideia.

249. Para bem conceber tudo o que vou dizer e poder apreciá-lo, é preciso se recordar do mecanismo das sensações segundo meus princípios.

250. A faculdade de sentir com impressão é, no homem, o resultado de duas condições principais, uma, externa, a outra, interna. A primeira é o grau de intensidade com o qual um objeto exterior age sobre nossos órgãos; a segunda é o grau de suscetibilidade com o qual o órgão recebe a ação de um objeto exterior.

251. Se a ação de um objeto exterior sobre um de nossos órgãos é como dois, e que esse órgão só seja suscetível de transmitir a ideia de uma ação como três, então é claro que eu não devo ter nenhum conhecimento de objetos cuja ação é como dois. Mas, se, por um meio qualquer, eu chegasse a tornar meu órgão suscetível de apreciar as ações como dois, ou bem que eu fizesse com que os objetos agissem naturalmente como três, é claro que, nesses dois casos, a ação desses objetos se tornaria para mim igualmente sensível, de desconhecida que ela era.

252. Até o presente, a inteligência humana ainda não sonhou em levar mais longe o exterior de nossos sentidos senão aumentando a condição das sensações, isto é, aumentando a *internidade* da ação que esses objetos exercem sobre nós. É o que se fez para a vista, pela invenção de lunetas, microscópios e telescópios. Por esse meio, perfuramos a noite que nos escondia um universo inteiro, de infinitamente pequenos e de infinitamente grandes.

253. Quanto a filosofia não aproveitou essa engenhosa descoberta! Que absurdidades ela não demonstrou nos antigos sistemas sobre a natureza dos corpos! E que verdades novas ela não fez perceber ao olho atento de um observador!

254. Que teriam produzido os gênios de Descartes, de Ga-

lileu, de Newton, Kepler, Buffon, sem a extensão do órgão da vista? Talvez grandes coisas; mas a Astronomia e a História Natural estariam ainda no ponto em que eles as encontraram.

255. Se a extensão de um sentido pôde produzir uma revolução considerável em nossos conhecimentos, que campo mais vasto ainda vai se abrir à nossa observação, se, como o penso, a extensão das faculdades de cada sentido, de cada órgão, puder ser levada tão longe e mesmo mais do que as lunetas levaram a extensão da vista; se essa extensão puder nos pôr ao alcance de apreciar uma multidão de impressões que nos permaneciam desconhecidas, de comparar essas impressões, de combiná-las e, por aí, de chegar a um conhecimento íntimo e particular dos objetos que as produzem, da forma desses objetos, de suas propriedades, de suas relações entre si e das partículas mesmas que as constituem.

256. No uso ordinário, não julgamos nada senão pelo concurso das impressões combinadas de todos os nossos sentidos. Poder-se-ia dizer que nós estamos, em relação aos objetos que a extensão de um sentido nos fez perceber, como um indivíduo privado de todos os seus sentidos, exceto da vista, estaria a respeito de tudo o que nos cerca. Certamente, se um ser tão desprovido pudesse existir, a esfera de seus conhecimentos seria estreitíssima e podemos pensar que ele não teria a mesma ideia que nós dos objetos mais sensíveis.

257. Suponde que se dê sucessivamente a esse ser imbecil cada um dos sentidos que ele não tinha; que multidão de descobertas não faria ele no instante! Cada impressão que um mesmo objeto lhe produzisse sobre um outro órgão lhe forneceria uma nova ideia desse objeto. Seria bem difícil lhe fazer compreender que essas ideias diversas pertencem ao mesmo objeto. Seria preciso, antes, que ele as combinasse, que delas verificasse os resultados por numerosas experiências. Na infância de suas faculdades, esse homem estaria talvez mais de um mês, antes de poder apreciar o que é uma garrafa, um candelabro etc., para deles se fazer a mesma ideia que nós.

258. Todas as impressões leves que produz sobre nós a ação dos corpos que nos cercam são, em relação ao nosso estado habitual, muito menos conhecidas de nós, do que seria a

garrafa para o homem de que acabo de falar. As propriedades de nossos órgãos, na harmonia necessária para constituir o homem, não têm, para cada um deles, senão um certo grau de extensão, além do qual nós nada sabemos apreciar.

259. Mas, quando, por uma *perdição* de faculdades em algumas partes, as propriedades de um outro órgão se acham levadas a um certo ponto de extensão, tornamo-nos então suscetíveis de apreciar e de conhecer impressões que nos eram absolutamente desconhecidas. É o que se nota a todo momento observando os indivíduos atacados de doenças nervosas.

260. Quantidades de impressões, das quais eles têm então o conhecimento, são absolutamente novas para eles. De início, eles ficam espantados, assustados; mas logo, pelo hábito, familiarizam-se com elas e chegam, algumas vezes, a delas se servir para sua utilidade do momento, como nós nos servimos dos conhecimentos que a experiência nos dá em estado de saúde. Assim, é em erro que se tacham de fantasias todas as singularidades que se notam na maneira de fazer desses indivíduos; o que os move, o que os determina é uma causa tão real quanto as causas que determinam a ação do homem mais razoável. Não existe diferença senão na mobilidade desses seres, que os torna sensíveis a uma multidão de impressões que nos são desconhecidas.

261. O que há de lastimável para a comodidade de nossa instrução é que essas pessoas sujeitas às crises perdem quase sempre a memória de suas impressões, em voltando ao estado ordinário; sem isso, se elas conservassem a ideia perfeita, elas mesmas nos fariam todas as observações que vos proponho, com mais facilidade que eu. Mas o que essas pessoas não podem nos retraçar no estado ordinário, nós não podemos nos informar delas mesmas quando estão em estado de crise? Se são verdadeiras sensações que as determinam, elas devem, quando estão em estado de apreciá-las e de raciocinar, disso prestar uma conta tão exata quanto nós mesmos poderíamos prestar de todos os objetos que nos afetam atualmente.

262. Sei que o que eu avanço deve parecer exagerado e impossível às pessoas que as circunstâncias não puderam pôr ao alcance de fazer essas observações, mas eu lhes rogo sus-

pender ainda seu julgamento. Não é sobre um só fato que eu apoio minha opinião. A singularidade desses fatos me levou a acrescentar prova sobre prova, para me assegurar de sua realidade.

263. Penso, portanto, que é possível, estudando as pessoas nervosas, sujeitas às crises, fazer-se prestar por elas mesmas uma conta exata das sensações que experimentam. Digo mais, é que, com o cuidado e a constância, pode-se, exercendo nelas essa faculdade de explicar o que sentem, aperfeiçoar sua maneira de apreciar essas novas sensações e, por assim dizer, fazer sua educação para esse estado. É com esses sujeitos, assim educados, que é satisfatório trabalhar para se instruir de todos os fenômenos que resultam da irritabilidade exagerada de nossos sentidos. Ao cabo de um certo tempo, acontece, aliás, que o observador atento se torna, ele mesmo, suscetível de apreciar algumas das sensações que esses indivíduos experimentam, pela comparação frequentemente repetida de suas próprias impressões com aquelas da pessoa em crise. O uso dessa propriedade, que está em nós, pode ser considerado como uma arte difícil, na verdade, mas que é, entretanto, possível de adquirir como as outras, pelo estudo e pela aplicação.

264. Disso falarei mais em detalhe em um outro tempo. Falemos dos diversos fenômenos que notei nas pessoas em crise; todo outro poderá verificá-los quando se encontrar em circunstâncias semelhantes àquelas em que me encontrei colocado.

265. Nas doenças nervosas, quando, em um estado de crise, a irritabilidade se dirige em maior quantidade sobre a retina, o olho se torna suscetível de perceber os objetos microscópicos. Tudo o que a arte do ótico pôde imaginar não pode se aproximar desse grau de percepção. As trevas mais obscuras conservam ainda bastantes luzes para que ele possa, reunindo uma quantidade suficiente de raios, distinguir as formas de diferentes corpos e determinar suas relações. Eles podem mesmo distinguir objetos através de corpos que nos parecem opacos; o que prova que a opacidade nos corpos não é uma qualidade particular, mas uma circunstância relativa ao grau de irritabilidade de nossos órgãos.

266. Uma doente que tratei e muitos outros que observei com cuidado me forneceram numerosas experiências a esse respeito.

267. Uma delas percebia os poros da pele de uma grandeza considerável, ela explicava a estrutura deles em conformidade com o que o microscópio nos faz conhecer sobre eles. Mas ela ia mais longe: essa pele lhe parecia uma peneira; ela distinguia através da textura dos músculos, sobre os locais carnudos, e da junção dos ossos, nos locais desprovidos de carne; ela explicava tudo isso de uma maneira muito engenhosa e, algumas vezes, impacientava-se com a esterilidade e a insuficiência de nossas expressões para representar suas ideias. Um corpo opaco muito fino não a impedia de distinguir os objetos, não fazia senão diminuir sensivelmente a impressão que ela recebia deles, como faria um vidro sujo para nós.

268. É também por isso que ela aí via ainda melhor que eu, tendo as pálpebras baixadas; e, muitas vezes, nesse estado, para verificar a realidade do que ela me dizia, eu lhe fiz levar a mão sobre tal ou tal objeto, sem que ela jamais se enganasse.

269. Era essa mesma pessoa que, na obscuridade, percebia todos os polos do corpo humano aclarados de um vapor luminoso; não era o fogo, mas a impressão que isso fazia sobre seus órgãos lhe dava uma ideia aproximativa, que ela não podia exprimir senão pela palavra *luz*.

270. Eu observava simplesmente que era preciso considerar tudo o que ela dizia, das variedades que observava, apenas como a impressão particular que esses polos faziam sobre o órgão da vista, e não como a ideia finita que se deve deles tomar.

271. É nesse estado que é infinitamente curioso verificar todos os princípios que dei em minha teoria dos polos do corpo.

272. Se eu nada soubesse e o acaso não me tivesse feito tentar essa experiência, essa dama a teria me ensinado.

273. De minha cabeça, ela percebia os olhos e o nariz. Os raios luminosos que partem dos olhos vão se reunir ordinariamente aos do nariz para reforçá-los e, daí, o todo se dirige para a ponta mais próxima que se lhe opõe. Entretanto, se eu

quero considerar meus objetos de lado, sem girar a cabeça, então os dois raios dos olhos deixam a extremidade de meu nariz para se dirigir na direção que eu lhes comande.

274. Cada ponta de cílios, de supercílios e de cabelos dá uma fraca luz; o pescoço parece um pouco luminoso, o peito, um pouco aclarado; se eu lhe apresento minhas mãos, o polegar se faz logo notar por uma luz viva, o mindinho o é metade menos, o segundo e o quarto não parecem senão aclarados de uma luz emprestada, o dedo do meio é obscuro, a palma da mão é também luminosa.

Passemos a outras observações.

275. Se a irritabilidade exagerada se dirige sobre outros órgãos, eles se tornam, da mesma forma que a vista, suscetíveis de apreciar as impressões mais leves, análogas à sua constituição, as quais lhes eram totalmente desconhecidas antes.

276. Eis o vasto campo de observações que nos é aberto, mas ele é bem difícil de desbravar. Aqui, a arte nos abandona; ela não nos fornece nenhum meio de verificar pela comparação o que nos ensinam as pessoas em crise.

277. Não temos senão péssimos microscópios de ouvido; não temos deles nenhuma espécie para o olfato nem para o tato e, mais ainda, não temos nenhum hábito para apreciar os resultados provenientes da comparação de todos esses sentidos aperfeiçoados, resultados que devem ser variados ao infinito.

278. Mas, se a arte nos abandona, a natureza nos resta, ela nos basta. A criança que vem ao mundo com todos os seus órgãos ignora os recursos deles; desenvolvendo sucessivamente suas faculdades, a natureza lhe mostra o uso deles; essa educação se faz sem sistema, ela está submetida às circunstâncias. A instrução que proponho deve se fazer da mesma forma; é renunciando a toda espécie de rotina que é preciso se abandonar à observação simples que as circunstâncias fornecem. De início, percebereis apenas um charco imenso, não distinguireis nada; mas, pouco a pouco, o dia se levantará para vós e a esfera de vossos conhecimentos aumentará, ao mesmo tempo em que a percepção dos objetos.

279. Frequentemente, as pessoas em crise são atormentadas por um ruído que as atordoa, que elas distinguem e que

caracterizam tal como ele é realmente, sem que, aproximando-vos, muito mais perto do que elas, da causa que produz esse ruído, vós possais ter a consciência dele.

280. Observei muito uma pessoa afetada de doenças nervosas que não podia ouvir o som da trombeta sem cair nas crises mais fortes. Frequentemente, eu a vi se queixar de que ouvia uma e acabar por cair em convulsões fortíssimas, dizendo que ela se aproximava, e não era, algumas vezes, senão ao cabo de um quarto de hora que eu podia distingui-lo.

281. Observar-se-ão os mesmos fenômenos para o gosto. Sobre vinte pratos que se tiver aplicado em fazer de uma insipidez extrema, uma pessoa em crise, cuja irritabilidade estiver consideravelmente aumentada sobre a língua e o palato, perceberá nesses pratos uma variedade de sabor e de gosto.

282. Conheço uma pessoa muito espirituosa, cujos nervos são muito irritáveis, que, tendo unicamente sobre a língua essa irritação e conservando sua lucidez, disse-me várias vezes: "Comendo essa pequena crosta de pão, do tamanho da cabeça de um alfinete, parece-me que tenho um bocado considerável e de um sabor requintado; mas, o que há de bem singular, não somente sinto o sabor de um bom pedaço de pão, mas sinto separadamente o gosto de todas as partículas que o compõem, a água, a farinha; tudo, enfim, produz-me uma multidão de sensações que não posso exprimir e que me dão ideias que se sucedem com uma rapidez extrema, mas que não são apreciáveis por palavras".

283. O olfato é, talvez, ainda mais suscetível de uma grande extensão de faculdade do que o gosto. Vi sentirem os odores mais leves a distâncias afastadíssimas e, mesmo, através de portas de anteparos. Outras vezes, pessoas cujo olfato é sensível distinguem todos os diversos odores primitivos que o perfumista tinha empregado para compor um perfume.

284. Mas, de todos os sentidos, o que nos apresenta mais fenômenos para observar é aquele do qual se teve, até o presente, menos conhecimento, o tato.

# Capítulo XV

## Procedimentos do magnetismo animal

285. Viu-se, pela doutrina, que tudo se toca no universo por meio de um fluido universal no qual todos os corpos estão mergulhados.

286. Faz-se uma circulação contínua que estabelece a necessidade de correntes entrantes e saintes.

287. Para estabelecê-las e fortalecê-las sobre o homem, há vários meios. O mais seguro é se colocar em oposição com a pessoa que se quer tocar, isto é, em face, de maneira que se apresente o lado direito ao esquerdo do doente. Para se colocar em harmonia com ele, é preciso primeiro pôr as mãos sobre os ombros, seguir todo o longo dos braços até a extremidade dos dedos, segurando o polegar do doente durante um momento; recomeçar duas ou três vezes, após o quê vós estabeleceis correntes desde a cabeça até os pés; procurais[1] ainda a causa e o lugar da doença e da dor; o doente vos indica o da dor e frequentemente sua causa: porém, mais ordinariamente, é pelo toque e o raciocínio que vós vos assegurais da sede e da causa da doença e da dor que, na maior parte das doenças, reside no lado oposto à dor, sobretudo nas para-

---
[1] Os verbos usados para ensinar esses procedimentos, no texto francês, não estão no modo imperativo, mas no presente do indicativo. O mesmo ocorre em outras passagens descritivas, principalmente no decorrer deste capítulo. Isso sugere se tratar de uma palestra prática, em que as ações eram demonstradas e, ao mesmo tempo, descritas à audiência; o que condiz com o fato de que os Aforismos são anotações dos dizeres de Mesmer, feitas por seus discípulos. (N. T.)

lisias, reumatismos e outras dessa espécie.

288. Estando bem assegurados dessa preliminar, vós tocais constantemente a causa da doença, entretendes as dores sintomáticas, até que as tenhais tornado críticas; por aí, vós secundais o esforço da natureza contra a causa da doença e a levais a uma crise salutar, único meio de curar radicalmente. Acalmais as dores que se chamam sintomas sintomáticos e que cedem ao toque, sem que isso aja sobre a causa da doença, o que distingue essa sorte de dores daquelas que denominamos simplesmente sintomáticas e que se irritam primeiro pelo toque, para terminar por uma crise, após a qual o doente se encontra aliviado e a causa da doença, diminuída.

289. A sede de quase todas as doenças está ordinariamente nas vísceras do baixo ventre: o estômago, o baço, o fígado, o epíploo, o mesentério, os rins etc., e, entre as mulheres, na matriz[2] e suas dependências. A causa de todas as doenças, ou a aberração, é um ingurgitamento, uma obstrução, um estorvo ou supressão de circulação em uma parte, que, comprimindo os vasos sanguíneos ou linfáticos, e sobretudo os ramos de nervos mais ou menos consideráveis, ocasionam um espasmo ou uma tensão nas partes onde eles terminam, e sobretudo naquelas cujas fibras têm menos elasticidade natural, como no cérebro, no pulmão etc., ou naquelas onde circula um fluido com lentidão e espessamento, como a sinóvia, destinada a facilitar o movimento das articulações. Se esses ingurgitamentos comprimem um tronco de nervos ou um ramo considerável, o movimento e a sensibilidade das partes às quais ele corresponde são inteiramente suprimidos, como na apoplexia, na paralisia etc. etc.

290. Além dessa razão de tocar primeiro as vísceras, para descobrir a causa da doença, há uma outra mais determinante; os nervos são os melhores condutores do magnetismo que existem no corpo; eles são em tão grande número nessas partes, que vários físicos aí colocaram a sede das sensações da alma; os mais abundantes e os mais sensíveis são o centro nervoso do diafragma, o plexo estomáquico, umbilical etc. Esse amontoado de uma infinidade de nervos se corresponde

---

[2] *Matrice*: "matriz" ou "útero". (N. T.)

com todas as partes do corpo.

291. Toca-se, na posição acima indicada, com o polegar e o indicador, ou com a palma da mão, ou com um dedo somente reforçado pelo outro, descrevendo uma linha sobre a parte que se quer tocar e seguindo, o mais que é possível, a direção dos nervos, ou, enfim, com os cinco dedos abertos e recurvados. O toque a uma pequena distância da parte é mais forte, porque existe uma corrente entre a mão ou o condutor e o doente.

292. Toca-se mediatamente com vantagem, em se servindo de um condutor estranho. Serve-se o mais comumente de uma pequena vareta, longa de dez a quinze polegadas, de forma cônica e terminada por uma ponta truncada; a base é de três, cinco ou seis linhas e a ponta, de uma a duas. Depois do vidro, que é o melhor condutor, empregam-se o ferro, o aço, o ouro, a prata etc., preferindo o corpo mais denso, porque as fileiras, sendo mais estreitadas e mais multiplicadas, dão uma ação proporcional à menor largura dos interstícios. Se a vareta é imantada, ela tem mais ação; mas é preciso observar que há circunstâncias, como na inflamação dos olhos, no demasiado grande eretismo etc., em que ela pode prejudicar; é, portanto, prudente ter duas delas. Magnetiza-se com uma bengala ou tal outro condutor, prestando atenção em que, se é com um corpo estranho, o polo é mudado e que é preciso tocar diferentemente, isto é, de direita a direita e de esquerda a esquerda.

293. É bom também opor um polo ao outro, isto é, que, se se toca a cabeça, o peito, o ventre etc., com a mão direita, é preciso opor a esquerda na parte posterior, sobretudo na linha que divide o corpo em duas partes, isto é, desde o meio da fronte até o púbis, porque, o corpo representando um ímã, se vós estabelecestes o norte à direita, a esquerda se torna sul e o meio, equador, que é sem ação predominante; vós aí estabeleceis polos opondo uma mão à outra.

294. Reforça-se a ação do magnetismo multiplicando as correntes sobre o doente. Há muito mais vantagens em tocar em face do que de toda outra maneira, porque as correntes, emanando de vossas vísceras e de toda a extensão dos corpos, estabelecem uma circulação com o doente; a mesma ra-

zão prova a utilidade das árvores, das cordas, dos ferros e das cadeias etc.

295. Uma bacia se magnetiza da mesma maneira que um banho, mergulhando a bengala ou tal outro condutor na água, para aí estabelecer uma corrente; agitando-a em linha reta, a pessoa que estiver colocada face a face disso sentirá o efeito. Se a bacia é grande, estabelecer-se-ão quatro pontos, que serão os quatro pontos cardeais; traçar-se-á uma linha na água, seguindo a borda da bacia do leste ao norte e do oeste ao mesmo ponto; repetir-se-á a mesma coisa para o sul; várias pessoas poderão ser colocadas em torno dessa bacia e aí experimentar efeitos magnéticos; se elas são em grande número, traçar-se-ão vários raios terminando em cada uma delas, após ter agitado a massa de água tanto quanto for possível.

296. Uma tina é uma espécie de cuba redonda, quadrada ou oval, de um diâmetro proporcional ao número de doentes que se quer tratar. Aduelas espessas, reunidas, pintadas e juntas de maneira a poder conter a água, profundas de cerca de um pé, a parte superior mais larga que o fundo de uma ou duas polegadas, recobertas de um tampo em duas peças, do qual a ensamblagem é encaixada na cuba e a borda, apoiada imediatamente sobre a da cuba, à qual é fixada por grandes pregos em rosca; no interior, vós arranjais garrafas em raios convergentes da circunferência ao centro, colocais outras deitadas em toda a volta, o fundo apoiado contra a cuba, uma só de altura, deixando entre elas o espaço necessário para receber o gargalo de uma outra; essa primeira disposição feita, vós pondes no meio do vaso uma garrafa reta ou deitada, de onde partam todos os raios que formais, primeiro, com meias garrafas, em seguida, com grandes, quando a divergência o permita; o fundo da primeira está no centro, seu colo entra no fundo da seguinte, de maneira que o gargalo da última desemboque na circunferência. Essas garrafas devem ser cheias de água, tampadas e magnetizadas da mesma maneira; seria de desejar que fosse pela mesma pessoa. Para dar mais atividade à tina, colocam-se um segundo e um terceiro leitos de garrafas sobre o primeiro; mas comumente se faz um segundo que, partindo do centro, recubra o terço, a metade ou os três

quartos do primeiro. Enche-se, em seguida, a cuba de água a uma certa altura, mas sempre bastante para cobrir todas as garrafas; podem-se aí acrescentar a limalha de ferro, o vidro pilado e outros corpos semelhantes, sobre os quais tenho diferentes sentimentos.

297. Fazem-se também tinas sem água, enchendo o intervalo das garrafas com o vidro, a limalha, a escória e a areia. Antes de colocar a água ou os outros corpos, marcam-se sobre o tampo os locais onde devem ser feitos os furos destinados a receber os ferros que devem terminar entre os fundos das primeiras garrafas, a quatro ou cinco polegadas da parede da tina. Os ferros são espécies de hastes feitas de um ferro flexibilizado, que entram em reta linha quase até o fundo da tina e são dobradas em sua saída, de forma que possam terminar em uma ponta obtusa, na parte que se quer tocar, como a fronte, a orelha, o olho, o estômago etc.

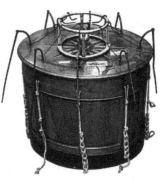

298. Do interior ou do exterior da tina, parte, presa a um ferro, uma corda muito ampla, que os doentes aplicam sobre a parte da qual sofrem; eles formam cadeias segurando essa

Tina de Mesmer, Museu de História da Medicina e da Farmácia, em Lyon.

corda e apoiando o polegar esquerdo sobre o direito, ou o direito sobre o esquerdo de seu vizinho, de maneira que o interior de um polegar toque o outro. Eles se aproximam o mais que podem, para se tocar pelas coxas, pelos joelhos, pelos pés, e não formam, por assim dizer, senão um corpo contíguo, no qual o fluido magnético circula continuamente e é reforçado por todos os diferentes pontos de contato, aos quais acrescenta ainda a posição dos doentes, que estão em face uns dos outros. Têm-se também ferros bastante longos para chegar aos da segunda fila pelo intervalo daqueles da primeira.

299. Fazem-se pequenas tinas particulares, denominadas *caixas mágicas* ou *magnéticas*, para o uso dos doentes que não podem ir ao tratamento, ou que, pela natureza de sua

Memórias e Aforismos de Mesmer 153

doença, têm necessidade de um tratamento contínuo. Essas caixas são mais ou menos compostas; as mais simples não contêm senão uma garrafa deitada e cheia de água ou de vidro pilado, encerrada em uma caixa, de onde parte uma vara ou uma corda. Uma simples garrafa isolada e que se aplica sobre a parte vale ainda mais. Podem-se colocar várias sob um leito, retas e contendo ferros lutados no gargalo, que produzirão um efeito muito sensível. As caixas mais ordinárias são baús em quadrado longo,[3] altos e longos na proporção do que eles devem conter. A altura não deve exceder ordinariamente a das camas, que é de dez a doze polegadas. Colocam-se aí quatro ou um maior número de garrafas à vontade, preparadas e arranjadas como as da tina. Se a caixa é destinada a ser posta sob um leito, tomam-se meias garrafas, cheias, uma metade, de água e a outra, de vidro. Aquelas cheias de água são tampadas, aquelas que o estão de vidro são armadas de um pequeno condutor em ferro, partindo da garrafa no colo da qual é selado e excede de uma polegada o tampo da caixa que ele atravessa; o intervalo das garrafas se enche de vidro pilado, ou seco ou umectado; uma corda enrodilhada em torno do gargalo de cada garrafa as faz se comunicarem em conjunto e sai da caixa por um furo feito nas paredes. O tampo é em corrediça e fixado por uma rosca. Coloca-se essa caixa sob o leito, e as cordas que dela saem da direita e da esquerda são levadas sobre o leito ou entre os lençóis, ou sobre as cobertas até o doente.

300. As caixas que devem servir no dia se fazem com garrafas cheias de água ou de vidro, preparadas e deitadas como nas grandes tinas; podem-se aí colocar uma corda e ferros e disso fazer uma tina de família.

301. Quanto mais a matéria que enche essas garrafas é densa, mas ela é ativa. Se se pudessem enchê-las com o mercúrio, elas gozariam de muito mais ação.

302. Há vários meios de aumentar o número e a atividade das correntes. Se vós quereis tocar um doente com força, reuni em seu apartamento o mais de pessoas possível, esta-

---

[3] O "quadrado longo" (*carré long*) é um retângulo formado da justaposição de dois quadrados iguais, de tal forma que o comprimento do retângulo é o dobro da largura. (N. T.)

belecei uma cadeia que parta do doente e termine no magnetizante; uma pessoa encostada nele ou com a mão sobre seu ombro aumenta sua ação. Há uma infinidade de outros meios impossíveis de detalhar, como o som, a música, a vista, os espelhos etc.

303. A corrente magnética conserva ainda algum tempo seu efeito após ter saído do corpo, aproximadamente como o som de uma flauta que diminui em se afastando. O magnetismo, a uma certa distância, produz mais efeito do que quando é aplicado imediatamente.

304. Após o homem e os animais, são os vegetais e, sobretudo, as árvores que são o mais suscetíveis ao magnetismo animal. Para magnetizar uma árvore sob a qual vós quereis estabelecer um tratamento, escolheis uma jovem, vigorosa, ramosa, sem nós, tanto quanto é possível, e com fibras retas. Embora toda espécie de arbustos possa servir, os mais densos, como o carvalho, o olmo, a cárpea, são de preferir. Vossa escolha feita, colocais-vos a uma certa distância do lado do sul, vós estabeleceis um lado direito e um lado esquerdo, que formam os dois polos, e a linha de demarcação do meio, o equador. Com o dedo, o ferro ou uma bengala, vós seguis, desde as folhas, as ramificações e os galhos; após terdes levado muitas dessas linhas a um galho principal, conduzis as correntes ao tronco, até as raízes. Recomeçais até que tenhais magnetizado todo o lado; em seguida, magnetizais o outro da mesma maneira e com a mesma mão, porque os raios saintes do condutor em divergência se convergem a uma certa distância e não são sujeitos à repulsão; o norte se magnetiza pelos mesmos procedimentos. Essa operação feita, aproximais-vos da árvore e, após terdes magnetizado as raízes, se delas existem visíveis, vós a abarcais e lhe apresentais todos os vossos polos sucessivamente. A árvore goza então de todas as virtudes do magnetismo. As pessoas sãs, permanecendo algum tempo junto dela, ou a tocando, poderão sentir-lhe o efeito; e os doentes, sobretudo aqueles já magnetizados, senti-lo-ão violentamente e experimentarão crises. Para aí estabelecer um tratamento, vós prendeis cordas, a uma certa altura, ao tronco e aos principais galhos, mais ou menos numerosas e

mais ou menos longas, na proporção das pessoas que devem aí se reunir e que, com a face voltada para a árvore e colocadas circularmente, seja sobre assentos, seja sobre a palha, pô-las-ão em torno das partes sofredoras como na tina, aí farão cadeias o mais frequentemente possível e aí experimentarão crises como na tina, porém, bem mais brandas; o efeito curativo disso é bem mais pronto e mais ativo, na proporção do número de doentes, que lhe aumenta a energia multiplicando as correntes, as forças e os contatos. O vento agitando os galhos da árvore acrescenta à sua ação. Dá-se o mesmo com um riacho ou uma cascata, se se é bastante feliz para encontrá-los no local que se tiver escolhido. Se várias árvores se avizinham, a elas se magnetizarão e as farão se comunicar por cordas que irão de uma à outra. Os doentes encontram nas árvores um odor que não podem definir, que lhes é muito desagradável, que eles conservam algum tempo após tê-las deixado e que sentem aí voltando. Não se pode assegurar quanto tempo uma árvore conserva o magnetismo. Acredita-se que isso pode ir até vários meses; o mais seguro é renová-lo de tempos em tempos.

305. Para magnetizar uma garrafa, vós a tomais pelas duas extremidades, que friccionais com os dedos, reconduzindo o movimento à borda. Afastais a mão, sucessivamente, dessas duas extremidades, comprimindo, por assim dizer, o fluido; tomais um copo ou um vaso qualquer da mesma maneira e magnetizais assim o fluido que ele contém, observando para apresentá-lo àquele que deve bebê-lo, segurando-o entre o polegar e o mindinho e fazendo beber nessa direção: o doente aí encontra um gosto que não existiria, se bebesse no sentido oposto.

306. Uma flor, um corpo qualquer, é magnetizado pelo toque feito com princípios e intensão.

307. Friccionando as duas extremidades de uma banheira com os dedos, a vareta ou a bengala, descendo-os até a água, na qual se descreve uma linha na mesma direção, e repetindo muitas vezes, magnetiza-se um banho. Pode-se ainda agitar a água em diferentes sentidos, insistindo sempre sobre a linha descrita, da qual a grande corrente reúne as pequenas que

a avizinham e por elas é reforçada. Se o doente, estando no banho, encontra a água demasiado fria, mergulha-se aí uma bengala e aí se dirige uma corrente pela fricção; essa ação faz experimentar ao doente uma sensação de calor que ele atribui à da água. Nos locais onde há uma tina ou árvores, leva-se uma corda que supre todas as outras preparações. Se não se pode magnetizar por si mesmo, penso que várias garrafas cheias de água magnetizada e postas no banho segundo a direção do corpo poderão produzir o mesmo efeito. Um pouco de sal marinho lançado no banho aumenta a sua *tonicidade*.

308. No centro da tina se poderia colocar um vaso de vidro cilíndrico ou de uma outra forma, que apresentaria uma abertura embaixo, própria para receber um condutor que viria ou de fora do apartamento ou do interior; uma haste de ferro, longa na proporção da altura do teto, cuja extremidade inferior terminaria em funil ou em *digitação*,[4] desembocaria por um furo feito na abertura da tina, onde ela estaria selada à do vaso de vidro, cujo contorno seria atravessado de vários furos laterais que se comunicariam com os raios das garrafas; o condutor poderia também ser de vidro.

---

[4] Isto é, na forma dos dedos da mão humana. (N. T.)

# Capítulo XVI

## Noções gerais sobre o tratamento magnético

309. Não há senão uma doença e um remédio. A perfeita harmonia de todos os nossos órgãos e de suas funções constitui a saúde. A doença não é senão a aberração dessa harmonia. A cura consiste, portanto, em restabelecer a harmonia perturbada. O remédio geral é a aplicação do magnetismo pelos meios designados. O movimento é aumentado ou diminuído no corpo, é preciso, portanto, temperá-lo ou excitá-lo. É sobre os sólidos que incide o efeito do magnetismo, a ação das vísceras sendo o meio do qual se serve a natureza para preparar, triturar, assimilar os humores, são as funções desses órgãos que é preciso retificar. Sem proscrever inteiramente os remédios, sejam internos, sejam externos, é preciso empregá-los com muito manejo, porque eles são contrários, ou inúteis: contrários, no que a maior parte tem muita acridez, e que eles aumentam a irritação, o espasmo e outros efeitos contrários à harmonia que é preciso restabelecer e entreter, tais como os purgativos violentos, os diuréticos quentes, os aperitivos, os vesicatórios e todos os epispásticos; inúteis, porque os remédios recebidos no estômago e nas primeiras vias aí experimentam a mesma elaboração que os alimentos, dos quais as partes análogas aos nossos humores aí são assimiladas pela quilificação e as heterogêneas são expulsas pelas excreções.

310. O fluido magnético não agindo sobre os corpos es-

tranhos nem sobre os que estão fora do sistema vasculoso, quando o estômago contém a saburra, a putridez, a bile superabundante ou viciada, têm-se recorrido ao emético ou aos purgativos.

311. Se o ácido domina, dão-se absorventes, tais como a magnésia; se é o álcali, prescrevem-se os ácidos, como o creme de tártaro. Se se quer administrá-los como purgativos, é preciso dá-los à dose de um ou duas onças. Em uma menor dose, eles não são senão alterantes, próprios para neutralizar os ácidos ou os álcalis e para proporcionar a evacuação deles por uma via qualquer. Como o álcali domina mais frequentemente que o ácido, prescreve-se ordinariamente o regime ácido: a salada, a groselha, a cereja, a limonada, os xaropes ácidos, o oxicrato leve etc.

312. A diminuição do movimento e das forças sendo a causa da maior parte das doenças, não somente não se ordena dieta, mas se engajam os doentes a tomar a nutrição. Após o regime de que se acaba de falar, os alimentos que os doentes desejem são aqueles que se lhes permitem; é raro que a natureza os engane.

313. O vinho violento, os licores, o café, os alimentos muito quentes por si mesmos ou por seus ingredientes são proibidos, assim como o tabaco, cuja impressão irritante é propagada pela membrana pituitária para a garganta, o peito, a cabeça, e ocasiona crispações contrárias à harmonia. A bebida ordinária será bom vinho diluído em muita água, a água pura ou acidulada; as lavagens e os banhos são frequentemente úteis; usam-se sangrias na inflamação ou disposição inflamatória, ou na pletora verdadeira ou falsa.

314. Não sendo a intenção dar uma história geral das doenças e de seu tratamento, citar-se-ão somente aquelas que se apresentam o mais frequentemente para tratar pelo magnetismo e a forma de aplicá-lo, segundo as observações feitas, sobretudo, no tratamento do Sr. Marquês de Tissard, em Beaubourg.

315. Na epilepsia, toca-se a cabeça, seja sobre o cimo, seja sobre a raiz do nariz, com uma mão e a nuca, com a outra. Busca-se, nas vísceras, a causa primeira que aí se encontra

bastante ordinariamente; pelo duplo toque se resolvem as obstruções nessas vísceras e o ingurgitamento que se encontra no cérebro dos epiléticos, do qual se fez a abertura e se pôs em jogo quase todo o sistema nervoso. A catalepsia se trata da mesma forma.

316. Na apoplexia, o toque se dirige sobre os principais órgãos, como o peito, o estômago, sobretudo no local que se denomina a cavidade, abaixo da cartilagem *xifoide*, lugar onde se encontra o centro nervoso do diafragma, que reúne uma infinidade de nervos. Toca-se também, por oposição, a espinha do dorso seguindo o grande intercostal, situado a uma polegada ou duas da espinha, desde o colo até o baixo do tronco. É preciso insistir até que se obtenha uma crise, e reunir todos os meios de aumentar a intensidade do magnetismo, seja pelo ferro, seja pela cadeia que formais com o mais de pessoas que possais ajuntar. O doente restituído às impressões ordinárias, e a crise obtida, o estado das primeiras vias e a causa da doença vos indicarão o que convirá fazer e se os evacuantes devem ser empregados.

317. Nas doenças dos ouvidos, o doente coloca a corda em torno da cabeça, um ferro da tina na orelha, com a vareta na boca; para a surdez, como entre os paralíticos, em que a fala está impedida, e entre os mudos, o toque se faz colocando a extremidade dos polegares na orelha, afastando os outros dedos e os apresentando à corrente do fluido magnético, ou apanhando a uma certa distância as correntes e as reconduzindo com a palma da mão contra a cabeça, onde se deixa a mão aplicada durante algum tempo.

318. As doenças dos olhos se tratam com o ferro ou a ponta dos dedos, que se apresenta sobre a parte e que se passeia sobre o globo e as pálpebras, e a vareta, sobretudo, nas belidas. É preciso tocar muito levemente no caso de inflamação.

319. Toca-se imediatamente a tinha[1] borrifando tarde e manhã com a água magnetizada, a corda à cabeça.

320. Os tumores de toda espécie, os ingurgitamentos linfáticos e sanguíneos, as chagas, as úlceras mesmo experimentam excelentes efeitos. As loções com a água magnetizada, os

---

[1] No francês, *teigne*: "tinha" ou "tínea", doença cutânea. (N. T.)

banhos locais com essa água fria ou amornada, o tratamento ordinário, fazem um efeito espantoso. Os doentes, sofrendo de dores vivas nas partes ulceradas ou feridas, acalmam-nas subitamente, envolvendo-as com a corda.

321. Por esses pequenos detalhes, é evidente que o magnetismo é útil nas doenças cutâneas e internas.

322. Os males de cabeça se tocam sobre a fronte, o cimo, os parietais, os seios frontais e os superciliares, sobre o estômago e as outras vísceras que podem deles receptar a causa.

323. Os males de dentes, sobre as articulações das mandíbulas e os furos mentonianos.

324. A lepra se trata como a tinha, colocando a corda nos locais afetados.

325. Na dificuldade de falar ou na negação total ocasionada, sobretudo, pela paralisia, magnetiza-se a boca com o ferro, e o exterior dos motores desse órgão pelo toque.

326. Usa-se o mesmo nos males de garganta, principalmente nos linfáticos; magnetiza-se também a membrana pituitária, da mesma forma que para a congestão nasal e as afecções das partes, onde ela se espalha até o peito.

327. Na enxaqueca, toca-se o estômago e o temporal, onde se faz sentir a dor.

328. O asma, a opressão e as outras afecções do peito se tocam sobre a parte mesma, passando lentamente uma mão sobre a frente do peito e a outra, ao longo da espinha, deixando-as um certo tempo sobre a parte superior e descendo com lentidão até o estômago, onde é preciso insistir também, sobretudo no asma úmido.

329. O íncubo[2] se trata da mesma forma, recomendando não se deitar sobre o dorso até a cura.

330. As dores, os ingurgitamentos, as obstruções do estômago, do fígado, do baço e das outras vísceras, tocam-se localmente e demandam mais ou menos constância e tempo, à proporção do volume, da antiguidade e da dureza dos tumores.

331. Nas cólicas, nas vomições, no eretismo e nas dores dos intestinos e de todas as partes do baixo ventre, toca-se o mal com muita leveza, se existe inflamação ou disposição

[2] No original: *incube*, "íncubo". Trata-se do pesadelo; incubo era, no passado, a denominação do demônio responsável pelos pesadelos ou sonhos maus. (N. T.)

inflamatória; circunstâncias nas quais é preciso evitar as fricções e o toque em todos os sentidos.

332. Nas doenças da matriz, toca-se não somente essa víscera, mas suas dependências, os ovários e ligamentos largos, que estão situados na parte lateral e posterior, e os redondos, na virilha. Segundo essas observações, a palma da mão aplicada sobre a vulva apressa o fluxo menstrual e remedia nas perdas; isso deve ser também útil no relaxamento e nas quedas da matriz e da vagina.

# Capítulo XVII

## Das crises

333. Uma doença não pode ser curada sem crise; a crise é um esforço da natureza contra a doença, tendendo, por um aumento de movimento, de tom e de intensão de ação do fluido magnético, a dissipar os obstáculos que se encontram na circulação, a dissolver e evacuar as moléculas que os formavam e a restabelecer a harmonia e o equilíbrio em todas as partes do corpo.

334. As crises são mais ou menos evidentes, mais ou menos salutares, naturais ou ocasionadas.

335. As crises naturais não devem ser imputadas senão à natureza que age eficazmente sobre a causa da doença e dela se desembaraça por diferentes excreções, como nas febres, em que a natureza triunfa sozinha sobre o que lhe prejudicava e o expulsa pela vomição espontânea, pelo desarranjo, pelos suores, pelas urinas, pelo fluxo hemorroidal etc.

336. As menos evidentes são aquelas nas quais a natureza age surdamente, sem violência, quebrando lentamente os obstáculos que estorvavam a circulação e os expulsa pela insensível transpiração.

337. Quando a natureza é insuficiente para o estabelecimento de crises, é ajudada pelo magnetismo que, sendo posto em ação pelos meios indicados, opera conjuntamente com ela a revolução desejada. Ela é salutar quando, após tê-la experi-

mentado, o doente sente um bem e um alívio sensíveis, e principalmente quando ela é seguida de evacuações vantajosas.

338. A tina, o ferro, a corda e a cadeia dão crises. Se elas são julgadas demasiado fracas para agir vitoriosamente sobre a doença, são aumentadas tocando a sede da dor e da causa. Quando se a julga chegada ao seu estado, o que se anuncia pela calma, deixa-se que termine por si mesma, ou, quando se a crê suficiente, retira-se o doente do estado de sono e de estupor no qual permaneceu.

339. É raro que uma crise natural não seja salutar.

340. Umas e outras lançam frequentemente o doente em um estado de catalepsia que não deve assustar e que termina com a crise.

341. Em um estado de eretismo, de irritabilidade e de demasiado grande suscetibilidade, é perigoso provocar e manter demasiado fortes crises, porque se aumenta a perturbação que essas disposições anunciam na economia animal; dá-se a intensão onde é preciso trazer a remissão, acresce-se a tendência à inflamação, suspendem-se, suprimem-se as evacuações que devem operar a cura e se opõem diametralmente às vistas e aos esforços da natureza.

342. Quando se excitam crises violentas em um sujeito que a elas é disposto, entretém-se, nos órgãos, um estado de elasticidade forçada, que diminui na fibra a faculdade de reagir sobre si mesma, sobre os humores que ela contém, de onde se segue uma sorte de inércia que entretém o estado contranatural que se ocasiona; esse estado habitual se opõe a todos os esforços da natureza contra a causa da doença, aumenta a aberração e forma nos órgãos a prega, comparada tão engenhosamente à de um estofo, que se apaga muito dificilmente.

343. Vê-se, de um lado, a vantagem e a necessidade das crises e, do outro, o abuso que delas se pode fazer.

344. Um médico penetrado da doutrina do magnetismo animal e fiel observador dos efeitos das crises tirará todo o bem que elas apresentam e se garantirá do mal de seus abusos.

# Aprovação[1]

Li, por ordem do Monsenhor Guarda dos Selos, um manuscrito tendo por título *Aforismos de Sr. Mesmer*. Acredito-o interessante para imprimir nas circunstâncias presentes. Em Paris, 10 de dezembro de 1784.

DE MACHY.

---

[1] Esta aprovação para impressão não está na edição de Ricard, mas consta da primeira edição e de outras seguintes. (N. T.)

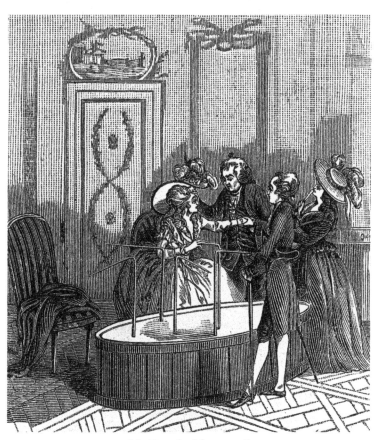
"A tina de Mesmer."

# Carta de um médico,

## Aluno de Mesmer,

## Para fazer sequência aos aforismos[1]

Aprendi, senhor, que vais trazer à luz uma nova edição dos *Aforismos de Sr. Mesmer*. Aproveito esta ocasião para te rogar querer bem nela inserir as notas, os detalhes e os esclarecimentos seguintes. Eu os teria reduzido em comentários, se não soubesse que teu desígnio era tornar essa obra completa antes de publicá-la, o que, em minha opinião, exige tempo. Não te dou, talvez, nada de novo; mas acredito que aqueles que se ocupam do magnetismo verão com satisfação os detalhes nos quais entrei, para aumentar os meios de tratar as doenças, de tentar conduzir as curas à sua perfeição e acelerá-las.

### Magnetização pelo toque nas doenças em geral

Para tocar nas doenças, deve-se, primeiro, pôr-se em harmonia, como o indica o n° 287, em seguida, dirige-se a extremidade dos dois polegares sobre a cavidade do estômago, abaixo da cartilagem xifoide, n° 316. Entretendo durante alguns minutos uma leve vacilação desses dois dedos, coloca-

---

[1] Esta carta foi endereçada de Lyon, em 24 de fevereiro de 1785, ao editor da segunda edição dos *Aforismos de Mesmer*.

-se, durante esse tempo, a extremidade dos outros dedos sobre as partes laterais do peito, tanto quanto é possível, sobre os músculos intercostais.

Começam-se então a estabelecer correntes da cabeça aos pés, n° 287, apresentando o indicador e o polegar horizontalmente à fronte do doente; os três outros dedos devem um pouco convergir; desce-se insensivelmente da cabeça aos pés, quando o doente está deitado ou de pé, e torna-se a subir a mão à cabeça do doente, fazendo fora de seu corpo um semicírculo oval, à distância comumente de seis polegadas. Não é necessário se inclinar para traçar essa linha até a terra; basta descrevê-la com o indicador, inclinando o dedo à medida que se percorre a linha vertical ou horizontal que oferece a situação do corpo do doente.

### Magnetização sobre uma pessoa sentada

Se se age sobre uma pessoa sentada, descreve-se, da mesma forma, essa linha circular afastando do doente o indicador, quando se aproxima da extremidade inferior do tronco de seu corpo. Pois, para se colocar em oposição com um doente sentado, senta-se em face dele, colocam-se seus joelhos reunidos entre os dele, de onde resulta um contato mediato que impede que a linha que tira o magnetizante com o indicador seja absolutamente reta, não podendo ser tirada verticalmente da cabeça aos pés, porque as coxas e as pernas do doente sentado fazem diferentes ângulos com o tronco de seu corpo.

Se se age, assim, com a mão direita sobre o lado esquerdo do doente, pode-se manter, durante esse tempo, a mão esquerda sobre a região do fígado, que se encontra situado à direita sob os lados inferiores, repousar, da mesma forma, essa mão direita sobre a cavidade do estômago, enquanto se estabelecem e renovam correntes como acabo de dizer, após um tempo que se julgue conveniente pela impressão que experimenta o doente, ou que é arbitrário quando ele não experimenta nenhuma, como isso acontece frequentemente.

### Magnetização para um paralítico

Para um paralítico, coloca-se a palma da mão sobre o centro nervoso do diafragma, e a outra mão sobre a coluna vertebral entre os dois ombros, e se desce essa mão por gradação insensível. Chegado à parte inferior da coluna vertebral, recoloca-se essa mesma mão entre os dois ombros, por uma via circular, afastando-se da espinha do dorso e tornando a subir mais alto que o lugar aonde se vai repousar a mão. Continua--se, assim, a repetir esse meio de magnetizar.

É preciso espreitar os menores efeitos que experimenta o doente e os seus locais mais sensíveis. Se se percebem alguns efeitos, insiste-se e se repetem os meios que puderam produzi-los, até que se os tenha levado a uma ação não equívoca. Entretêm-se estes algum tempo e, após tê-los levado ao estado de crise, que significa aqui apenas um estado *não natural*, acalmam-se os mesmos em se afastando e deixando insensivelmente o doente, e passando uma das duas mãos situada horizontalmente em pronação e transversalmente, desde a parte superior da cabeça até o baixo do tronco e, algumas vezes, até os pés: pode-se comparar essa forma de acalmar as crises à posição da mão de uma pessoa que quisesse pegar uma mosca sobre o nariz do magnetizado. Para tornar ainda essa comparação mais sensível, direi que é preciso que a segunda falange do mindinho da mão transversalmente situada seja colocada diante da linha que divide o corpo em dois, começando entre as duas sobrancelhas.

Repete-se essa operação na mesma direção, tornando a subir e traçando circularmente uma linha de baixo a cima, para recolocar a mão em pronação e agir como acabo de indicá-lo.

Os meios de deter as crises sendo frequentemente infiéis, deles vou descrever outros.

### Magnetização nas crises

Suponho uma pessoa em crise. Nesse estado, ela tem, segundo as diferentes crises, os olhos perturbados, fixos, perdidos, a pupila dilatada, os lábios cerrados, o inferior proeminente, os dentes cerrados, a respiração curta, a fala breve; ela está afetada de uma tosse convulsiva, cai em um sono que se assemelha à embriaguez, passeia com agitação, sem perceber nenhum objeto senão os que a afetam, ela grita ou se torna muda, seu estômago se incha, ela expectora o sangue, seus braços e suas pernas se enrijecem, ela cai em catalepsia; enfim, experimenta todos os efeitos que caracterizam uma doença, se não se estivesse acostumado a considerá-los como uma crise ou uma doença artificial própria para restabelecer a saúde, como o faz frequentemente a febre nos casos de atonia, de espessamento de humor, de apoplexia etc.

Se magnetizo uma pessoa afetada de um dos efeitos que caracterizam o estado não natural, ou a crise, e se designei apaziguá-lo, distancio minhas mãos insensivelmente dela para não surpreendê-la. Pois se pode antes determinar uma crise retirando bruscamente as mãos, do que acalmá-la quando ela tem lugar. Afasto-me, em seguida, um pouco dela e levo em pronação horizontalmente, face a face da cavidade do estômago, a extremidade dos dedos das duas mãos; afasto-as uma da outra em linha transversal e horizontal, como se eu nadasse ou se cortasse o corpo em dois com a extremidade de meus dedos, e volto a colocar minhas mãos da mesma maneira, por uma linha que forma um círculo oval alongado de baixo a cima; esse meio se repete frequentemente, até que o doente experimente a tranquilidade e que se aperceba de uma calma permanente. Se esse meio não tiver sucesso, serve-se deste terceiro:

Traçam-se simplesmente linhas com o dedo indicador, da cabeça aos pés, e se repete voltando à cabeça por uma via circular.

Malgrado todos esses meios, há crises que duram vários dias e que se acalmam por si mesmas; mas então é antes uma doença que uma crise.

É preciso observar que as crises são tanto mais cedo terminadas, quanto elas são conduzidas por pessoas nas quais os doentes têm confiança.

Deve-se o mais frequentemente evitar apoiar o polegar sobre a fronte. A maior parte dos doentes experimenta uma embriaguez momentânea, tanto quanto se persista em aí mantê-lo aplicado; mas o encanto desse entorpecimento cessa logo que se retira o polegar; o doente se encontra então agitado e em uma perturbação que anuncia um desarranjo nos órgãos do *sensorium commune*. As observações exatas, feitas sobre os doentes sujeitos às crises, convenceram-me de que as crises úteis eram aquelas que a natureza meditava insensivelmente, e às quais conduzia o magnetismo sabiamente administrado por um observador atento e pouco ciumento de fazer seus doentes realizarem, em público, façanhas de força, que servem, na verdade, para demonstrar os efeitos, mas que não tornam jamais em proveito dos doentes.

### Manejos que exige a cabeça nas magnetizações

Em todos os casos, é necessário manejar a cabeça; numerosas experiências me autorizam a insistir; eis um exemplo disso. Uma senhorita de Lyon que eu magnetizava desde há um ano e cuja sensibilidade era própria a lhe fazer tomar lugar entre os doentes em grandes crises estava afetada de um humor reumático vago. Após ter empregado os meios indicados no nº 287, todas as vezes em que eu apresentava à nuca o polegar reforçado pelo indicador, cuja extremidade assentava sobre a segunda falange do polegar, essa doente experimentava agastamentos de nervos, a agitação, sua fala se tornava breve, ela a perdia, seus olhos se tornavam fixos, ela caía em catalepsia. Se, nesse estado, eu apoiasse um polegar sobre a fronte acima do nariz, ela experimentava um leve e agradável entorpecimento que não lhe fazia perder conhecimento. Mas, quando, por descuido, eu retirava o polegar bruscamente, a doente se levantava de sua cadeira, corria como uma extravagante, perdia o conhecimento do que fazia; sua respiração era entrecortada, seu pulso era tenso, frequente e pequeno, suas pupilas, dilatadas; podia-se então lhe fazer girar a cabeça à vontade, quando se tinha chegado a se fazer olhar fixamente; uma crise semelhante teria se tornado um estado habitual se eu tivesse aplicado o polegar ou a palma da mão sobre a fronte da doente.

Deve-se ter também por princípio que as perturbações da natureza se acalmam tanto melhor quanto não se está em contato com o doente.

Essas crises não têm, aliás, nada de comum com aquelas que conduzem à expectoração, ou a entreter algumas evacuações ou secreções críticas.

## Magnetização para provocar a expectoração

Cada vez que é para provocar a expectoração, um observador não negligencia nenhum dos toques necessários quando os acredita úteis. Um dos meios que se emprega a esse respeito é colocar a ponta aguda da vareta de ferro, n° 292, na boca do doente, segurando sua base com a mão esquerda, e se a espreme, por assim dizer, entre o dedo indicador e o polegar, desde uma parte de sua base, conduzindo os dois dedos até sobre os lábios. Repete-se frequentemente esse meio: ele é próprio para fazer tossir e para provocar a expectoração. É empregado da mesma forma para a paralisia da língua. Essa vareta, n° 292, serve de condutor do fluido magnético e estabelece uma continuidade direta desse fluido magnético que emana do agente para o paciente ou o doente, e eu observarei que a experiência prova que é um erro o que diz, no n° 292, Sr. Mesmer, que o polo é mudado quando se emprega um corpo estranho para magnetizar; pois eu magnetizei com um corpo estranho, em oposição segundo as leis indicadas, n° 287, e, entretanto, sempre obtive os mesmos resultados.

Ademais, magnetizei cruzando as mãos, de sorte que a mão direita correspondesse ao lado direito e a mão esquerda, ao lado esquerdo, sempre com os mesmos efeitos, o que anuncia a futilidade da observação dos polos. Segundo as lições de Sr. Mesmer e de acordo com os *Aforismos*, eu tinha concluído que, se os polos existissem efetivamente, podiam-se deter as crises magnetizando de direita a direita e de esquerda a esquerda, isto é, magnetizando o doente por trás. Mas estive enganado: os efeitos continuaram igualmente.

Voltando, em seguida, aos princípios, eu disse: Uma vez que o fluido magnético eflui do agente para o paciente pela extremidade do agente, pode-se, portanto, terminar as crises em determinando o fluido magnético, superabundante entre os doentes em estado de crise, a refluir para o agente; e pedi, para isso, aos doentes que estavam em crises para me magnetizarem a mim mesmo quando sua situação lhes permitisse. O meio teve sucesso frequentemente, sem, entretanto, fazer-me experimentar nada. Essa experiência é boa para repetir. Frequentemente, inverti a ordem da circulação do fluido magnético, levando em diferentes sentidos as linhas de baixo a cima, e subindo insensivelmente em lugar de descer, e os efeitos foram mais felizes entre os sujeitos sensíveis.

**Magnetização em uma obstrução do mesentério**

No desígnio de fazer uma experiência relativa à distância a que pode atingir o fluido magnético animal, com efeitos marcados, eu magnetizava uma dama, cuja doença era uma obstrução no mesentério, levando os dois polegares levemente sobre a cavidade do estômago e a extremidade dos outros, sobre os músculos intercostais, que eram muito fáceis de encontrar, considerada a magreza dessa doente, que, aliás, não tinha porte de corpo. Tanto quanto eu mantivesse meus dedos nessa posição, a doente experimentava um calor brando e recreativo pelo centro nervoso do diafragma e, pouco tempo depois, ela ria convulsivamente; eu continuava a magnetizá--la da mesma forma, até que esse estado cessasse naturalmente, o que acontecia comumente ao cabo de um quarto de hora. Persuadido de que é imprudente retirar bruscamente as mãos de cima de um doente que experimenta sensações magnéticas, quando não se quer expô-lo a uma crise prejudicial, eu afastava insensivelmente meus dedos de sua posição retirando-os um após o outro, eu chegava facilmente a mantê-los todos afastados de cerca de uma polegada de distância do corpo dessa doente; mas, desde o instante em que eu me afastava mais, embora ela não pudesse disso se aperceber, porque minhas mãos estavam escondidas sob seu mantelete, ela experimentava puxões de entranhas que aumentavam na razão do maior afastamento de minhas mãos; eu não podia estender e levar inteiramente meus braços para trás sem lhe ocasionar um sofrimento insuportável; ele a constrangia sempre a recorrer às minhas mãos e a aproximação delas reconduzia a calma e a tranquilidade; esse efeito só podia ter lugar, quando muito, até um quarto de hora, tempo após o qual ela voltava ao seu estado ordinário, um pouco melancólica.

Vi, da mesma forma, entre outros doentes suscetíveis aos efeitos do magnetismo, a extremidade do polegar da mão esquerda estando aplicada sobre a cavidade do estômago e a ponta do indicador da mão direita, dirigida para a cabeça, ocasionar movimentos e perpetuar efeitos extraordinários, sobretudo quando eu afetava sacudir o indicador como quando se manda um cão se deitar à terra ou se pôr no local que se lhe designa.

### Maneira de se aumentar a ação magnética por diversos objetos magnetizados

Os nós das cordas com as quais se *cingem* as partes doentes ou o corpo prejudicam, *diz-se*, a corrente do fluido magnético.

Uma almofada, o assento de uma poltrona, podem ser magnetizados friccionando um ou o outro circularmente de direita a esquerda e de esquerda a direita; em uma das duas preparações, o doente repugna se assentar em cima, e não o pode frequentemente, sobretudo quando está prevenido de que não poderá aí se assentar; friccionando-o no sentido inverso àquele que o impediu de se assentar, restabelece-se o curso do fluido magnético e o assento recria seus sentidos repelidos; uma flor se magnetiza da mesma forma, n° 306, e tem efeitos simpáticos ou antipáticos, friccionada circularmente de direita a esquerda ou de esquerda a direita.

Há também circunstâncias em que se determina o fluido magnético a afluir mais abundantemente; acreditou-se poder julgá-lo, até aqui, por efeitos mais marcados fazendo agir o indicador sobre o polegar que se apresenta à boca, ao nariz, aos olhos, e mesmo verticalmente dirigido sobre o cimo da cabeça etc.; imitando, digo, com o indicador, pequenos piparotes que se dessem levemente e vivamente, esfregando com a unha do indicador a ponta do polegar desde a última falange até sua extremidade; repete-se frequentemente isso mesmo abaixo do copo dos que bebem magneticamente, n° 305. Segundo os doentes, esse meio muda o gosto da bebida e as espécies de piparotes dão a atividade às crises indecisas.

Apresenta-se também a base da vareta de ferro, n° 292, sob o nariz para fazê-la sentir ao doente em crise, ou a flor, n°

306. O doente aí encontra frequentemente um odor que lhe parece comumente recreativo.

Se se deseja determinar a escarradura em excitando a tosse, apresenta-se a base da vareta de ferro, n° 292, ou a flor, n° 306, a uma pessoa que tem comumente essas crises; e, no instante em que ela aí é levada sob a narina direita e em se afastando circular e bruscamente dessa narina de baixo a cima, leva-se essa vareta ou a flor sob a narina esquerda.

A mão em pronação, levada, da mesma forma, circularmente, de baixo a cima, da narina direita para a narina esquerda, aonde ela deve chegar em supinação com rapidez, produz igualmente a tosse, abalando o ar que inspira o doente no estado de sensibilidade em que se o supõe.

**Observações curiosas sobre os efeitos magnéticos**

Mil meios engenhosos se apresentam a um observador que quer magnetizar com sucesso, cujos detalhes minuciosos podem menos ser exprimidos que praticados.

Esfregando rapidamente, com a vareta de ferro, os ferros condutores da tina ou a corda que cinge os doentes, determinam-se igualmente os movimentos extraordinários que se consideram como crise.

Percorrendo de longe, com o dedo ou com uma vareta de ferro, as linhas impressas de um livro que uma pessoa lê, por trás e sem que ela disso se aperceba, pode-se lhe dar uma crise.

Um doente suscetível de crise nela cai frequentemente, quando, após tê-lo magnetizado da forma ordinária, faz-se com que fixe a agulha dos minutos de um mostrador durante um tempo que se lhe determine.

Um homem em crise, segurado por um outro que não a determinou, pode ser magnetizado, através do homem mesmo que o segura, por aquele que o pôs em crise, sem que o homem que o segura experimente nenhum efeito relativo ao magnetismo.

O dorso de uma poltrona, uma porta, uma muralha, um espelho intermediário não estanhado, não impedem o efeito, quando ele foi determinado anteriormente, e mesmo sem isso, se a pessoa é sensível.

## Observações sobre os efeitos dos corpos refletores

Se o fluido magnético é efetivamente refletido pelos espelhos estanhados, é certo que eles devem operar um obstáculo à continuidade das correntes de fluido magnético, quando são colocados entre o magnetizante e o magnetizado, de maneira que este esteja situado diante da superfície estanhada do espelho, o magnetizante estando diante de sua outra superfície, que deve refletir os raios magnéticos: é uma experiência própria para confirmar a reflexão dos raios do fluido magnético por intermédio dos espelhos, que não é ainda adotada.

## Da união simpática dos magnetizados

Se a atração entre duas pessoas em crise as conduziu a se reunir, é bem essencial não as separar, para evitar contrariá-las e mudar o movimento natural e, às vezes, arrebatador entre elas em uma crise revoltante, que, fazendo cessar a doçura e o encanto de sua união simpática, lança-as frequentemente em uma irritação assustadora e sempre nociva aos doentes, que é dificílima de acalmar, quando se as separou com violência.

## Método para dirigir as crises

Quanto à perfeição que se deve tentar dar à aplicação do magnetismo, para dele obter efeitos prontos e curativos comparáveis aos fenômenos que oferecem os doentes nas crises, ela depende absolutamente da observação do magnetizante, de seus conhecimentos nevrológicos e do gênio da pessoa que o aplica.

Para um observador que quer se distrair com os efeitos do magnetismo relativos às crises, os meios podem ser variados ao infinito e produzir, cada um separadamente, efeitos sobre cada diferente indivíduo; mas as crises são salutares? Parece que as experiências ainda não se pronunciaram afirmativamente pela utilidade.

Eis os meios que se deve principalmente empregar para tornar esse agente ativo e curativo.

É preciso que a pessoa que magnetiza dirija sua intenção[2] consequentemente à doença que ela quer tratar; o exemplo seguinte servirá para me fazer compreender.

Suponho que trato alguém de uma fluxão de peito; apresento, para estabelecer correntes, meus dedos abertos, mas um pouco convergentes por sua extremidade; a divergência dos dedos dirigindo os raios do fluido magnético além do sujeito que se magnetiza, não pode resultar disso nenhum bem para ele. Apresento, digo, assim, os dedos da mão direita ao lado esquerdo do peito do doente e os da mão esquerda, ao lado direito, sobre a linha horizontal da cavidade do estômago; desço assim imperceptivelmente até a região hipogástrica, volto, em seguida, ao local onde comecei a estabelecer as correntes por uma via circular e lateral, e repito, assim, numerosas vezes; minhas correntes assim estabelecidas, deixo permanecer algum tempo minhas mãos diante do peito, apoiando levemente a palma da mão esquerda e, posteriormente, a mão direita em oposição sobre a espinha do dorso. Restituo aos glóbulos sanguíneos coerentes, ou tendentes à coerência entre si, o fluido radical ou magnético, do qual cada molécula de sangue se encontra privada e cuja privação constitui a causa essencial da coerência.

Uma circunstância pode ocasionar obstruções frias pelo ingurgitamento dos vasos linfáticos, enquanto que uma outra produzirá inflamações pelo ingurgitamento dos vasos vermelhos ou sanguíneos.

O fluido magnético restituindo, portanto, de uma parte, o tom aos vasos ingurgitados do sangue codeoso, que se observa frequentemente nessas circunstâncias, as artérias se esforçam, por pulsações redobradas, em vencer os obstáculos, e, restituindo, de outra parte, a fluidez a esse mesmo sangue, chego a acelerar a solução da doença.

### Necessidade da intenção da parte do magnetizador

Mas esse exemplo, que se relaciona com os meios indi-

---
[2] Não ocorre mais, como se notará, o termo "intensão" (*intension*), com "s", criado por Mesmer, que aparece pela última vez no seu aforismo n° 341. A partir daqui, trata-se propriamente da intenção (*intention*), também tratada por Mesmer (principalmente na Segunda Memória, sobre a comunicação da vontade na extensão dos sentidos) e aqui explicada oportunamente, a partir de alguns aforismos mesmerianos. (N. T.)

cados no nº 287 e seguintes e que se deve aplicar a todas as doenças, seria fraco se a intenção e a vontade do magnetizante não fossem dirigidas às vísceras do sujeito que ele teria de tratar, seja em geral ou em particular.

Isto, que apresenta uma ideia abstrata, poderá talvez ser esclarecido pelas reflexões seguintes, às quais acrescentarei meios para me tornar inteligível.

Considerando que nossa alma afeta, em geral, a forma simples e permanente que se lhe conhece, a do pensamento, ela é indivisível e imaterial; se a alma toma essa forma, ela deve, portanto, essencialmente ter essa propriedade, uma vez que a forma que ela toma é, ela mesma, indivisível e imaterial.

Considerando, em seguida, que nossa alma age sobre nosso corpo, que ela lhe comanda e o força a obedecer, não se está no direito de concluir que ela pode agir igualmente sobre a matéria organizada como sobre todos os corpos animados?

Pois a alma franqueia todas as distâncias, todos os obstáculos; nada lhe resiste, ela atinge e se une a tal objeto que ela deseje; o corpo, sua extensão, sua figura, sua forma, tudo lhe cede, sua união se faz em um instante, só pela vontade, e essa vontade é, ela mesma, o efeito dela: a alma pode considerar, contemplar, tocar, reunir os sujeitos presentes, distantes, visíveis, invisíveis e abstratos; ela pode, portanto, uma vez que tem a ação sobre a matéria, agir imediatamente sobre o fluido magnético vivificante e, por sua própria vontade, determiná-lo a se dirigir para tal ou tal parte, pelo pensamento e pela intenção que ela dirige às vísceras doentes e afetadas, percorrendo-as ou as fixando segundo as necessidades; é, portanto, pela vontade, movimento imaterial, que a alma pode forçar o fluido magnético a tocar e a penetrar, mesmo a distâncias incompreensíveis, os corpos aos quais a alma quer bem se unir, para restabelecer a harmonia na economia animal da qual ela é o motor indestrutível.

Essas reflexões oferecem os meios que se empregam para magnetizar de intenção a distâncias espantosas: a experiência ensinará a julgar de sua eficácia.

Volto aos meios. Se é uma pessoa que tenha conhecimentos de anatomia, é preciso que ela percorra com sua imaginação os pulmões descobertos e postos a nu, que ela se os represente tais como o faria, se, em um curso de Anatomia, os pulmões estivessem expostos sob seus olhos, e que ela fixe sua vontade de magnetizar por intenção sobre o objeto que ela julgue afetado. O efeito seria menos aparente, se, enganando-se de doença, sua intenção fosse dirigida sobre uma víscera sã. Mas, para disso se assegurar, o magnetizante deve apresentar o dorso da ponta de seus dedos, do lado das unhas, para o doente, à distância de uma polegada, e começar pela cabeça, descendo imperceptivelmente; nessa atitude, é preciso percorrer, pouco a pouco, todo o corpo, sendo colocado sempre em oposição; quando ela chegar a uma parte afetada, se seus sentidos são requintados, sentirá, nas últimas falanges, perto das unhas, um sentimento de calor, de frio ou de acridez, dos quais o primeiro anuncia ingurgitamento sanguíneo, o segundo, linfático, e o terceiro, bilioso ou de acrimônia humoral; é assim que o magnetizante se assegurará, percorrendo o corpo do doente, tanto da sede quanto do gênero da doença.

Assim, uma pessoa, ignorando a anatomia, dirige simplesmente sua intenção ou sua imaginação sobre a parte interior do corpo, que ela julgou afetada e tal como pode compreendê-la, em fixando sua ideia sobre o objeto que ela quer tratar. Um homem que magnetiza dessa maneira tem perfeitamente o ar de um *carneiro que sonha*, considerando que não deve estar distraído, e se pode julgar facilmente que ele não pode magnetizar bem senão uma pessoa por vez, quando sua intenção é obter todo o sucesso possível dessa forma de magnetizar; é o meio que se emprega para acelerar a ação do fluido vital e para acumulá-lo, e dele aumentar a energia sobre os corpos animados.

Esse método abstrato, que tem necessidade de uma fé na experiência, não tem, entretanto, nada de mais abstrato a admitir do que o método pelo qual se magnetiza uma árvore, traçando linhas no ar como o indica o n° 304. A diferença não existe, portanto, senão nos movimentos dos braços, que são evidentes, na verdade, mas cujos efeitos não têm nenhuma causa mais demonstrada. A arte de reunir a intenção à ação dos olhos e dos braços não oferecerá, portanto, nada de abstrato àqueles que acreditarem na possibilidade de magnetizar a uma distância dada, e, desde então, eles não poderão se recusar ao grau de aumento que se pretende lhe dar, a ponto de agir a distâncias mais consideráveis que cinquenta léguas. O magnetismo pode se exercer sobre os doentes sem tê-los tocado, basta tê-los visto.

## Do órgão da vista nas magnetizações

A vista serve ainda para ajudar a magnetizar; é preciso, para isso, que o magnetizante dirija o olho direito sobre o lado esquerdo e o olho esquerdo sobre o lado direito, seguindo a lei dos polos, n° 304; ele deve também encarar o lugar doente de perto, em aproximando do doente a cabeça tanto quanto é possível, e dirigir mesmo o nariz às partes afetadas, contanto, todavia, que não seja com repugnância, pois a vontade deve sempre se unir à intenção determinada daquele que magnetiza; esse método é deduzido do n° 273.

Toda pessoa malfazeja, inimiga do doente ou do magnetizante, deve se retirar do apartamento onde se magnetiza; sua intenção malfazeja poderia contrariar a ação do fluido magnético e seu efeito se tornaria inverso ou nulo.

A imaginação preocupada do doente se opõe, pela tensão que ela proporciona aos seus nervos, à ação do magnetismo, cuja propriedade é de restabelecer o equilíbrio entre os sólidos e os fluidos.

## Magnetização a distância

Como meu objeto, senhor, é te rogar publicar o que aprendi e pratiquei de interessante na arte de aplicar o magnetismo animal, a fim de facilitar as experiências necessárias para provar sua existência, sua causa e seus efeitos físicos e curativos, acrescento, aqui, o meio de magnetizar de intenção a dez léguas, como infinitamente mais longe; esse procedimento encontrará tanto mais lugar aqui quanto o que eu disse acima já deveu dele fazer nascer a aplicação.

Essa forma de exercer o magnetismo, que, de todas, é a mais surpreendente e a mais abstrata, parece ter sido pressentida por Sr. Mesmer, n° 185, mas praticada longo tempo antes, por pessoas das quais o estado, os conhecimentos, o desinteresse, o amor da verdade, a retidão dos sentimentos não podem permitir nenhuma suspeição.

Uma pessoa quer, por exemplo, magnetizar uma dama extremamente suscetível à influência do magnetismo animal; é preciso, primeiro, que a tenha visto de maneira a poder ter a ideia de seus traços, pois não é necessário, como eu já o disse, tocar os doentes para magnetizá-los muito utilmente dessa sorte; se pretende magnetizá-la na casa dela, o magnetizante se encontrando em outro lugar, é preciso que ela dê uma hora determinada para lhe fazer experimentar uma crise na hora indicada e durante um espaço de tempo dado; então, supondo sempre que o magnetizante conheça a anatomia, ele dirige sua intenção a essa dama, de maneira que se represente a víscera doente tal como seria a descoberto se estivesse dissecada, e deve encarar não somente, de ideia, a parte que ele magnetiza, mas mesmo dirigir sua vista sobre o objeto que seu pensamento contempla em oposição, como o indica o n° 287; que a linha do meio e anterior do corpo do magnetizante corresponda à linha do meio e anterior do sujeito magnetizado, e que o olho esquerdo penetre a parte direita afetada interiormente e o olho direito, a parte esquerda, como eu já o disse acima; esse meio produz crises, quando se preveniram os doentes que a elas são suscetíveis; pretendeu-se que não se tratasse mesmo de prevenir os doentes da hora nem do dia que se os magnetizaria, para excitar neles crises, e que elas tinham igualmente lugar sem essa precaução necessária para assentar um julgamento sobre a certeza do efeito e de sua causa.

### Magnetização sem ser visto, com a ajuda de corpos refletores

Sem me ocupar em filosofar sobre esse fenômeno interessantíssimo, direi que se magnetiza, da mesma forma, em um apartamento, uma pessoa que não te veja, e pelo mesmo meio, contanto que aquele que quer magnetizá-la a tenha visto; e se essa pessoa volta o dorso para o magnetizante, ele deve, para obter mais efeito, lançar sua vista sobre um corpo qualquer, mas principalmente refrangível, de maneira que os raios magnéticos possam, pelo ângulo de incidência, refletir para a parte afetada da pessoa que volta o dorso para o magnetizante. Esse meio não exclui aquele proposto de magnetizar de intenção no mesmo apartamento, sem recorrer aos corpos refrangíveis.

A esse respeito, vou te dizer como se magnetiza em um espelho; trata-se, primeiro, de dirigir sua intenção e de levar a vista constantemente sobre a parte que se tem desígnio de magnetizar no espelho; em seguida, emprega-se o indicador da mão direita, ou um corpo condutor, para dirigir o fluido magnético, como se se magnetizasse no espelho um outro corpo que não o seu.

Os raios magnéticos se levam da pessoa que se magnetiza para o espelho e refletem, do espelho, pelo ângulo de incidência, para a parte que se quer magnetizar; o condutor e os olhos fazem, nessa circunstância, o que faria um espelho côncavo exposto ao sol e cujos raios concentrados, dirigidos e projetados sobre um espelho fossem refletidos sobre um corpo qualquer.

Magnetizam-se as pessoas por meio de espelhos, em se colocando de maneira que o fluido dirigido ao espelho pelo dedo esquerdo reflita para a parte direita do doente, e *vice versa*, segundo a direção do ângulo de incidência e traçando linhas para o corpo representado no espelho, como o indica o n° 291.

Há numerosos outros pequenos detalhes sobre os quais se fazem, todos os dias, questões nas sociedades. Usarei de tua complacência para te rogar lhes dar um lugar aqui.

### Ação magnética aumentada pelo ar e pelo som

Deve-se ter por princípio que o ar e o som concorrem juntos para dar um veículo a esse fluido, o que parece que se tem negligenciado; mas se pode seguir, nisso, a experiência e se verá que essa asserção é justa quando se souber o meio de magnetizar um cravo. Para conseguir isso, é preciso somente bater um instante em cima, enquanto se execute nele; é essencial que aquele que o bata com a base de sua vareta esteja em harmonia com os doentes, n° 287, que tenha o desígnio de magnetizar dessa maneira; nas salas onde há doentes cujas sensações já estão levadas ao ponto de fazê-los cair em crise, a vibração do ar, ocasionada por corpos quaisquer, tem o mesmo efeito, mas a harmonia do cravo, do fortepiano ou da harmônica, cujos sons penetrantes e sustentados são condutores do fluido magnético e da eletricidade natural dos vasos de cristal que os produz, continua as crises e as faz passar por todas as modificações que a melodia, o canto e a harmonia, sós ou reunidos, podem eles mesmos percorrer; a propriedade dos sons é, portanto, de conduzir, por intermédio do ar que dele é o veículo, o fluido magnético sobre os órgãos do ouvido que se prendem à origem dos nervos, e esse fluido, percorrendo todas as ramificações nervosas, abala, fortalece, dispõe, anima e modifica a ação dos nervos da qual depende a harmonia que deve existir em estado de saúde, em toda a economia animal.

**Diferença entre os efeitos magnéticos e as comoções do medo, da surpresa etc.**

É preciso não confundir os efeitos do magnetismo animal com essas fortes comoções isoladas que as surpresas ocasionam nas pessoas cujo gênero nervoso é irritável e que os médicos, em todos os tempos, reprovaram e buscaram prevenir.

Suponho uma mulher melancólica, de um caráter contemplativo, tendo o gênero nervoso muito irritável e fácil de surpreender, meditando na solidão sobre os objetos pelos quais essas sortes de doentes se afetam perpetuamente, se, nesse estado de meditação silenciosa, abandonada às suas reflexões, vem-se a fazer barulho à sua revelia, só as vibrações do ar já podem lhe fazer perder conhecimento e ser a causa de uma surpresa que dá frequentemente lugar a efeitos que os magnetizantes alegres chamam crise, na ideia que alguns têm de que esses movimentos extraordinários, mas não imprevistos pelos que sabem empregá-los para atordoar, são um trabalho do qual a natureza se ocupa, sem cessar, para domar e afastar as causas das doenças.

Esses movimentos são sempre nocivos quando o magnetizante não os entretém com brandura, pelos meios indicados, e é preciso sempre que a atenção e a vontade do magnetizante, ou seu pensamento, do qual sua alma toma a forma, concorra para penetrar e embeber, por assim dizer, as vísceras doentes, e fixe unicamente esses efeitos da alma sobre a víscera afetada que ela julgou doente, para influir e lhe restituir o princípio vital que constitui a própria alma. Segundo essa necessidade absoluta de fixar sua atenção sobre a parte que se magnetiza, é fácil julgar da utilidade do magnetismo, quando ele é, ao mesmo tempo, aplicado, por uma só pessoa, sobre três ou quatro doentes sem nenhum intermédio.

## Ação magnética aumentada pela eletricidade

Para obter efeitos mais prontos do que aqueles que oferece a aplicação só do magnetismo animal, é preciso acrescentar a eletricidade, eu a empreguei muitas vezes com sucesso; eis, primeiro, a maneira que se apresentou à minha ideia: persuadido de que a *harmônica* pudesse ter mais efeitos sobre o órgão do ouvido, na razão da eletricidade da qual o som se tornasse condutor, fiz isolar um fortepiano e o tamborete da pessoa que nele tocava, e fiz comunicar o fortepiano com o condutor da máquina elétrica, da qual se girava a placa; vi, durante esse tempo, magnetizar, no salão, pessoas que experimentaram efeitos magnéticos ordinários, mas pelos quais elas jamais tinham sido afetadas em todo outro tempo. Esse sucesso me conduziu a tentar uma outra experiência, é de estabelecer uma mesa isolada, por pés de cristal, como se o pratica desde longuíssimo tempo para as mesas que portam os condutores das máquinas elétricas; sobre essa mesa isolada, coloquei duas poltronas, das quais uma se comunicava, por uma haste de cobre, ao condutor de uma máquina elétrica em ação, meu doente estando situado em uma poltrona e eu, sobre a outra, em oposição, n° 287. Magnetizei pessoas afetadas de doenças nervosas e muito convulsivas, com um sucesso que me fez infinitamente esperançar; a calma foi restabelecida em pouco, e as crises convulsivas se tornaram infinitamente mais raras; as convulsões das crianças cessaram com tanta prontidão que me impressionaram na primeira circunstância. Magnetizo os doentes isolados não os tocando senão nos joelhos e apresentando, a três polegadas de distância da cavidade do estômago, minhas mãos abertas e convergentes, e as sacudindo de tempos em tempos. Esse método é o que começa a prevalecer entre os magnetizantes atuais com os procedimentos que indiquei, mas sem adição do banho elétrico.

Na segunda circunstância, mantêm-se as crianças sobre si ou de pé diante de si, e se aplica a palma da mão anteriormente e a outra, posteriormente, friccionando levemente a região do estômago e do baixo ventre com uma mão e a parte da coluna vertebral, correspondente a essa mão, com a outra.

Coloquei também doentes sobre um isolador, comunicando com o condutor da máquina elétrica posta em ação, e os magnetizei em oposição, n° 289, não estando isolado, mantendo sempre um dedo ou uma mão sobre a sede da doença; inverti a ordem desta última experiência, isolando-me a mim mesmo e magnetizando meu doente, que comunicava com o reservatório comum; essas últimas experiências combinadas me fizeram igualmente esperançar obter sucesso pelos efeitos que produziram; é de desejar que se as repitam para confirmar o que acredito ter percebido sem prevenção e julgar se a eletricidade não tem mais parte nesses efeitos do que o magnetismo animal.

**Experiências de Sr. Carra sobre o magnetismo animal**

Podem-se consultar, a esse respeito, as experiências de Sr. Carra, feitas sobre o magnetismo animal, contidas em seu livro intitulado *Exame Físico do Magnetismo Animal*. Eis aquelas que foram postas nos jornais por esse cientista, de quem a modéstia e a franqueza são as menores qualidades.

"Fiz, há algum tempo, duas experiências, às quais prendi pouca importância; mas, solicitado por amigos, a quem eu as tinha comunicado, rendi-me ao seu convite.

Coloquei, em uma pequena tina, uma quantidade de ácido vitriólico, mesclado com o dobro de água: apontei para essa tina uma vara de ferro dobrada em ângulos retos e dirigi sua outra ponta para a cavidade de meu estômago, a 2 ou 3 linhas da pele. Logo senti um calor brando e penetrante que se difundiu, em menos de um quarto de hora, a toda a compleição do corpo. Experimentei borborismos muito sensíveis nos intestinos, donde concluí que o ferro foi o condutor do gás inflamável, produzido pela dissolução desse metal no ácido vitriólico. A outra experiência teve por objeto a eletricidade. Fiz colocar sobre um isolador uma pessoa que comunicava por uma vara de metal ao condutor de uma máquina elétrica; e, no momento em que essa pessoa foi eletrizada, apliquei minhas duas mãos fortemente sobre seu corpo, por cima de seu traje. Essa pessoa e eu sentimos alguns formigamentos, o que não é extraordinário; mas, em seguida, tendo me armado de bastões de enxofre nas mangas de meu traje, impus de novo minhas mãos sobre a pessoa isolada e eletrizada: a abundância e a frequência dos formigamentos foram tão prodigiosas então, que com elas nos espantamos. Passei sucessivamente minhas mãos sobre todas as partes de seu corpo; era, por assim dizer, um fogo rolante de eletricidade. Enfim, em três ou quatro minutos, essa pessoa que tinha muito frio antes se encontrou em plena transpiração, e isso, sem ser nulamente fatigada nem inquietada de comoções, porque, nessa circunstância (em que as mãos estão apoiadas fortemente sobre o corpo), essas comoções, assim como o observei, não agem bruscamente, como no traço de uma centelha elétrica, pelo contato simples de atmosferas; mas elas se dividem em uma infinidade de pequenas comoções ou vibrações que reagem no interior do corpo da pessoa eletrizada e ocasionam nela um calor intestino e a transpiração de que acabo de falar. Uma outra pessoa subiu sobre o isolador, mas não pôde suportar longo tempo a abundância e a frequência dos formigamentos, sobretudo quando passei a mão sobre a cavidade de seu estômago. Uma terceira tomou seu lugar, e suportou longo tempo e com uma sorte de satisfação, não somente a imposição de minhas mãos sobre todo o seu corpo, mas as mãos de uma outra pessoa igualmente armada, como eu, de bastões de enxofre. É preciso observar que todas as pessoas que se apresentaram a essa experiência gozavam de uma perfeita saúde, e que eu não procurei ocasião, até o presente, de fazê-la sobre os doentes. Deixo aos amadores o cuidado de repetir e de variar as experiências.

Talvez eu me ocupe logo da eletricidade magnetizante, e no que exponha as razões que poderiam determinar a admitir, no tratamento de certas doenças, a transmissão pelos poros do gás inflamável e de vários outros ares factícios. Tenho a honra de estar etc.: CARRA."

## Magnetização com a ajuda de corpos densos e pesados sobre a região doente

Terminarei minha carta pela descrição de um novo e singular meio de magnetizar os doentes, sem o socorro da tina, de homens, nem de animais. O meio empregado por um reverendo padre, que adquiriu a celebridade na arte de tratar magneticamente os doentes, consiste em colocar sobre a parte doente um corpo denso, de maneira que essa parte, situada horizontalmente, encontre-se pressionada pela gravitação natural do corpo mais denso e mais pesado que o doente possa suportar. Por exemplo, se um homem tem um ingurgitamento no fígado e no mesentério, trata-se de deitá-lo horizontalmente, como em um leito, e de lhe aplicar, sobre a região do fígado e ao longo da linha branca, uma ou várias pedras, pedaços de ferro, de chumbo etc., de um peso determinado, conforme o doente tenha mais ou menos força para suportá-lo, sem sufocar. Deixa-se o doente assim em prensa tanto quanto ele pode sofrê-lo, e se repete o mais frequentemente que é possível.

Esse meio, tirado dos princípios de Sr. Mesmer, está fundado em que a gravitação dos corpos é suspeita de ser um efeito do fluido universal. Se se considera, com efeito, que um corpo abandonado a si mesmo, repousando sobre a superfície da Terra, não pode ser levantado senão pelo esforço de uma força superior, sua tendência a repousar sobre essa superfície seja chamada seu peso; se se observa ainda que esse corpo tende, na razão de sua massa, a aí se transportar de novo, quando se cessa de sustentá-lo, ver-se-á que esse fenômeno não deve ter lugar senão pelo esforço das correntes de um fluido universal que age uniformemente sobre todos os corpos inanimados, na razão de suas massas e de suas densidades, e que penetra, *quanto ao ímã*, o globo na direção de seu eixo; o ferro nos tem felizmente servido para dele demonstrar os efeitos, que nos pareceriam ainda inacreditáveis, sem a demonstração admirável que podemos nos proporcionar a cada dia.

Qual é o homem, ao qual o ímã fosse desconhecido, que não tomaria por aumento de peso o efeito que experimentasse uma das duas massas de ferro de mesmo peso, de mesma massa e de mesma densidade? Cada uma dessas massas de ferro, colocadas em um prato de balança de mesmo metal, se uma correspondesse inferiormente a uma superfície de cobre e a outra, a uma barra de aço imantada, a atração faria infalivelmente pender e descer a última massa suspensa, e esse homem seria induzido a concluir, com verossimilhança, que a massa e o prato de ferro, correspondendo à barra de aço posta acima, teriam adquirido peso: julgamento mais natural do que se ele pronunciasse que a massa de ferro contida no prato oposto tivesse adquirido a leveza, embora esse efeito não fosse menos comum em outras circunstâncias; pois o ímã artificial inferiormente suprimido e levado acima, perto do braço da balança, atraindo para o alto a alavanca da balança, daria o efeito inverso e deixaria esse homem indeciso sobre seu julgamento, até que ele tivesse reconhecido efetivamente o efeito da atração do ímã, apresentando lateralmente a barra de aço imantado aos pratos da balança que a seguiriam, segundo a força do ímã artificial que a atraísse. De onde é fácil concluir que essa forma de magnetizar pela aplicação de um corpo pesado sobre as partes doentes está fundada sobre a suposição de um fluido universal que faz gravitar os corpos para o centro da Terra, e do qual se determina a ação pela aplicação de um corpo denso sobre a parte doente.

"Desejo, senhor, que esses detalhes, nos quais se encontram vistas novas, possam contribuir aos progressos da aplicação do magnetismo animal. Ser-te-ei grato por inseri-los na sequência dos aforismos de Sr. Mesmer, que publicaste para a satisfação dos curiosos.

Tenho a honra de estar etc.: o cavaleiro DE C..."

# Procedimentos de Sr. D'eslon

A publicação dos procedimentos de Sr. D'Eslon devendo interessar a todos aqueles que têm intenção de aplicar o fluido magnético animal às doenças, de submetê-lo às experiências e de comparar seus diferentes efeitos com os que produzem os procedimentos empregados pelos srs. mesmerianos, apresso-me em acrescentá-los, a esta edição dos *Aforismos de Sr. Mesmer*, como uma sequência útil para demonstrar as variações de que são suscetíveis os procedimentos do magnetismo animal, em um tempo em que se procura reconhecer os que são mais próprios para produzir efeitos curativos.

A direção da agulha imantada e sua tendência para os dois polos fizeram pensar aos médicos, e sobretudo a Paracelso, que o homem devia ter seus polos e sua direção: "o médico, diz esse químico, que não sabe se orientar no pequeno mundo (o homem), que não conhece os polos, não merece ser médico".

Quando a Anatomia, para facilitar suas demonstrações, dividiu o tronco humano em três partes, a cabeça, o peito e a região epigástrica, os químicos desse tempo delas fizeram três pequenos mundos, que tinham, cada um, seu eixo e seus polos. Esse sistema se tornou, sobretudo, um dogma de Van Helmont, que admite, em seguida, uma vida particular e um espírito vital em cada parte do corpo; o estômago, o fígado, o baço, o coração, foram considerados por ele como tendo, cada um à parte, seu princípio de movimento e de vitalidade. Da harmonia dessas vidas diversas entre si, nascia a saúde que produzia a vida geral. Da cessação da vida particular de um órgão, vinha a doença, a que seguia demasiado frequentemente a morte. Alguns magnetizantes seguiram essa divisão horizontal, que pode fornecer mais clareza e menos confusão às explicações dadas àqueles que, não entendendo perfeitamente a anatomia, não podem ainda abarcar toda a organização do homem com um golpe de vista; mas ela não serve de nada para a prática do magnetismo. O mesmo não se dá com a divisão longitudinal do homem, e que o separa em duas partes bem distintas. Essa divisão parece ter sido estabelecida pela natureza mesma, que deu a cada parte seus órgãos próprios e regulares. Se a medula da espinha do dorso reúne essas duas partes, ela própria parece formada por duas porções distintas; uma vez que a hemiplegia, que paralisa a metade do corpo, toma sua fonte na compressão ou no aperto da metade da medula espinhal e que, enquanto que uma parte do corpo está atingida de morte, a outra goza do movimento e da vida. São a essas duas partes longitudinais do corpo humano que os magnetizantes deram os nomes de polos; e é sobre essa divisão que são estabelecidos seus procedimentos. Para descrever estes com alguma ordem, eu os dividirei em vários artigos.

1º O corpo dividido do zênite ao nadir, isto é, em seu comprimento em duas partes, tem o lado direito por polo *sul* e o lado esquerdo, por polo *norte*.

2º Como duas barras imantadas influem reciprocamente uma sobre a outra, se estão opostas, isto é, se o polo *sul* é apresentado ao polo *norte* e este, ao polo *sul*; assim também, o homem que magnetiza, para proporcionar movimentos atrativos e pôr em equilíbrio o fluido que circula nele e naquele que é magnetizado, deve se colocar em face e opor seu lado direito ao lado esquerdo, isto é, o polo *sul* ao polo *norte* e o polo *norte*, ao polo *sul*. Colocando-se atrás das pessoas magnetizadas e opondo, por conseguinte, o polo *norte* ao polo *norte*, excita-se uma repulsão, muda-se a direção do fluido e se desarranja seu curso. Emprega-se, algumas vezes, esta última maneira para proporcionar crises e restabelecer a circulação.

3º O fluido magnético sai da Terra, atraído pelos raios solares, impelido pelo fogo interior e central. Ele parece abundar principalmente nas regiões polares, onde a Terra achatada oferece uma superfície menos profunda à sua emissão. Um meio de recolher o fluido mais abundantemente é comunicar com a terra e passear no instante em que o sol, saindo do horizonte, vem elaborá-lo e apressar sua transmissão na atmosfera.

4º Assim como se imanta o ferro apresentando-o em ponta e em seu comprimento a uma pedra de ímã; assim como se o carrega de eletricidade pelas pontas, o fluido magnético pode se subtrair e se acumular, colocando sobre sua cabeça uma vara de ferro que lhe sirva de condutor.

5º Os dedos dos pés e os das mãos, revestidos de uma membrana extremamente porosa, são as pontas naturais com as quais se encarrega de magnetizar: eles se tornam ímãs naturais. Por uns, comunica-se com a terra; por outros, subtrai-se o fluido da atmosfera, sobretudo mantendo suas extremidades elevadas, ou levando-os na direção da corrente magnética, isto é, indo do sul ao norte. As mãos e os pés, em razão de sua ação contínua, têm necessidade de uma maior abundância de fluido e de uma maior abertura em seus poros. Aliás, Grew, que examinou cuidadosamente os dos dedos, provou que eles eram muito multiplicados, dispostos regularmente sobre elipses e triângulos esféricos, em conformidade com o curso interior do fluido observado em uma pedra de ímã, e que eles eram, sobretudo, muito mais abertos e mais exalantes que os outros poros.

6º Depois que os dedos da mão recolheram mais fluido do que o fazem ordinariamente, se se quiser impedir, tanto quanto é possível, seu demasiado pronto desperdício, obstruem-se os poros dos dedos dobrando estes, cerrando-os contra a mão e aplicando o polegar sobre a segunda falange do *indicador*; ou bem se aproximam os dedos de cada mão e se os comprimem uns contra os outros em oposição. O fluido passa na mão e se escapa logo que se lhe abra uma saída mais livre.

7º Como uma placa de ferro se imanta mais dificilmente do que objetos longos e pontudos, tais como a lâmina de uma espada, que deixa ao fluido magnético uma espécie de curso a percorrer; pela mesma razão, dirige-se com mais facilidade e efeito esse fluido sobre as diversas ramificações nervosas, com um dedo tal como o polegar ou o *indicador*, do que com a mão toda inteira.

8º Aqueles que, pouco versados na anatomia, não conhecem perfeitamente o sistema nervoso magnetizam com todos os dedos. Após ter recolhido o fluido aéreo, eles o lançam particularmente sobre os seios frontais e para as têmporas.

9º A situação ordinária para magnetizar é colocar o doente em face do magnetizador. Este aplica seus joelhos contra os do magnetizado; *os dedos dos pés reciprocamente opostos*.

10º Nessa posição, colocam-se as mãos sobre os hipocôndrios do doente, os polegares, sobre a cavidade do estômago; os dedos da mão *direita, sobre o baço*; os dedos da mão *esquerda, sobre o fígado*. É por esse meio que se estabelece uma comunicação atrativa, uma corrente magnética, entre aquele que magnetiza e as partes mais irritáveis daquele que é magnetizado.

11º Então, e após uma aplicação de sete ou oito minutos, mantém-se ainda, durante algum tempo, uma mão sobre os hipocôndrios; mas se passeia o *indicador* ou o polegar da outra, de cima a baixo, a começar pela cabeça, desde a origem do nariz, acima das sobrancelhas, das têmporas etc.; etc., descendo, assim, ao longo *dos nervos dos braços e das mãos*. Segue-se esse procedimento, em seguida, com as duas mãos, dirigindo sempre a mão direita sobre a direção do *nervo simpático esquerdo* e a mão esquerda, sobre a direção *do nervo simpático direito*, a fim de que os polos estejam sempre em oposição.

12º Se se magnetizasse de baixo a cima, dar-se-ia um novo curso aos líquidos do corpo humano; a cabeça do doente se embaraçaria; e se poderia lhe dar uma comoção funesta ao cérebro, e *talvez* uma apoplexia.

13º Pretende-se *subtrair o fluido magnético* da pessoa doente, isto é, magnetizá-la negativamente, aproximando-se, alternativamente e durante um certo tempo, o polegar do local de onde se quer tirar a demasiado grande abundância do fluido e *retirando-o em linha perpendicular*, a cerca de dois pés de distância.

14° Se se eletriza com o globo de vidro uma vara de ferro levemente molhada, sente-se, em torno do metal, um pequeno vento fresco, que é a matéria elétrica, tornada mais sensível em seu escoamento, pelas partes aquosas que ela destaca da vara, para levá-las à mão que se apresenta. Assim, magnetizando alguém que transpira, sente-se, algumas vezes, um certo frescor e a corrente do fluido se torna mais sensível.

15° Para que o magnetismo conserve sua ação atrativa e repulsiva, ele não pode sofrer uma percussão violenta. O aço imantado, colocado sob o martelo, ou lançado com força sobre o pavimento, perde sua propriedade; assim, um choque rápido no ar pelo movimento do braço, por um demasiado grande retumbo da voz, rompe a direção do fluido e impede os efeitos.

16° Quando os músculos são retirados e contraídos desde longo tempo, é útil ajudar seu desenvolvimento por emolientes ou banhos de vapor, assim como o ordenava com sucesso Sr. *de Haen*, antes de fazer eletrizar os paralíticos; entretanto, isto não é senão uma maior precaução; o fluido magnético *parecendo* se insinuar nos lugares mesmos onde o fluido elétrico, mais carregado de partículas sulfurosas e grosseiras, não pode penetrar.

17° Se a direção do magnetismo com o polegar ou o *indicador*, os outros dedos estando dobrados, estorva a longo prazo e fatiga, pode-se se servir de uma vara de ferro de seis a sete polegadas de comprimento, bastante afilada do lado que se apresenta ao doente. Os poros do metal do qual ela é composta, reconhecidos por serem em linhas retas, atraem o fluido imantado que se encontra no magnetizador, sobretudo se ele *é jovem e vigoroso*, para transmiti-lo ao magnetizado.

18° O homem são, que não está fatigado de nenhuma obstrução e cujos fluidos circulam livremente, retira logo da terra e da atmosfera o magnetismo que fornece a um outro. Assim, uma árvore toma sua força da terra, onde suas raízes estão enterradas, e de seus galhos multiplicados, que são outras tantas pontas que se balançam nos ares.

19° A vara de ferro mantida perpendicularmente *na atmosfera* atrai o fluido magnético. Sabe-se que pedaços de ferro, apresentados durante algum tempo ao ar, em uma posição vertical, tais como as barras de janela, imantam-se naturalmente, e Du Fay provou que é só dessa posição perpendicular que as varas de ferro obtêm sua virtude imantada.

20° As varas de aço, com efeito, que são temperadas horizontalmente não podem adquirir nenhuma direção magnética; enquanto que aquelas que são temperadas ou que se deixam resfriar perpendicularmente se dirigem para os polos e se encontram imantadas. Assim, todas as vezes em que se leva a vareta magnética sobre os seios frontais e na direção dos nervos simpáticos, começa-se esse procedimento durante *dois* ou *três segundos, sua ponta elevada perpendicularmente* à atmosfera.

21° A tina não é absolutamente própria para o magnetismo, mas pode dele aumentar o efeito. Ela dá, aliás, ao médico magnetizante, a faculdade de reunir os doentes sob seus olhos e de tratá-los todos juntos. A água é repleta de partículas ferruginosas e magnéticas; ela é um dos mais poderosos condutores da eletricidade; ela deve ser muito própria para levar e para propagar o magnetismo.

22° A caixa circular que a contém é ordinariamente de madeira de carvalho: ela tem 1 pé ½ de profundidade, sobre 4 ou 5 de diâmetro. O tampo é atravessado de vários furos, nos quais se colocam varetas de ferro, acotoveladas e móveis. Essa mobilidade, que permite alteá-las, baixá-las, facilita a cada doente, colocado em torno da tina, o meio de aplicá-las à sede do mal.

23° Para aumentar a intensidade do magnetismo da tina, alguns médicos colocaram na água um círculo de garrafas assim preparadas: fricciona-se cada garrafa com vivacidade e, durante um certo tempo, em uma mesma direção e levando as mãos de baixo a cima; enche-se cada uma por um sopro prolongado, tanto quanto se o pode, de ar; logo se as tampam, com cuidado, e se as colocam na tina.

24° Magnetizam-se ainda as garrafas desta maneira: segura-se cada uma delas por seu fundo; molha-se o polegar e a outra mão, de forma que dê algumas gotas de água. Após ter introduzido o polegar assim molhado no gargalo da garrafa, faz-se mover esta circularmente sobre seu eixo; as gotas de água se escapam do polegar; e, após esse movimento, durante cerca de dois minutos, a garrafa é tampada e colocada, ou sobre o estômago do doente, onde ela faz o mesmo efeito que a mão do magnetizante, ou no fundo da tina.

25° Eletriza-se esta fortemente por meio de uma cadeia que termina no globo elétrico. Da mesma forma, os doentes arranjados em torno da tina formam uma cadeia magnética e comunicam entre si por uma corda que os envolve, ou *aplicando mutuamente seus polegares e os indicadores* de seus vizinhos.

26° O médico magnetizante faz afluir, algumas vezes, uma maior abundância de fluido ao doente, empregando um instrumento de ferro que apresente, nas duas extremidades, várias pontas paralelas, que se reúnem em feixes no meio. Ele aplica as pontas de um dos lados na região epigástrica do doente e as pontas do outro, em seu estômago. Com sua vareta de ferro, ele fricciona o instrumento em linha reta, como se quisesse imantá-lo, isto é, partindo dele para ir ao doente.

27° Para facilitar as emissões do fluido motor, é preciso, sobretudo, uma grande limpeza, seja naquele que magnetiza, seja naquele que é magnetizado. "Lavai-vos frequentemente todo o corpo, dizia Maxwell, se quiserdes experimentar os efeitos salutares do magnetismo." O uso do tabaco, que fatiga as fibras do cérebro, o dessas pomadas insalubres, inventadas pela beleza para perpetuar seu império e que, longe de branquear a pele, não fazem senão dela obstruir os poros, não podem ser toleradas no tratamento magnético.

28° Esse tratamento ordena banhos, um exercício moderado e em pleno ar, o passeio no meio dos campos, a música, a alegria e o gozo, enfim, todos esses bens tão simples e tão doces que a natureza sábia e bem entendida nos convida a degustar para nossa conservação, colocando neles o atrativo do prazer.

Estão aí todos os procedimentos de Sr. D'Eslon, aos quais se deu, diz ele, demasiada extensão, mas dos quais não se deve duvidar dos efeitos, que são atestados por testemunhos numerosos; ele confirma também o que os verdadeiros médicos sempre sustentaram e que, entretanto, Sr. Mesmer nega, que é passar de uma extremidade à outra, que é se limitar exclusivamente à prática de seus procedimentos e lhes atribuir mais eficácia que a todos os remédios, e diz: "Sem dúvida, em muitos casos, os procedimentos que se empregam são salutares e úteis; mas devem eles ser universais? Ver todos os médicos se armarem de varetas, rodearem-se de tinas, proscreverem tão logo a medicina usual e prática, é talvez não conhecer o verdadeiro poder do agente que eles *deificam*; negligenciar, por outro lado, aprofundar a teoria do magnetismo e os meios de tornar seus efeitos mais sensíveis, de fazer passar pelo homem as emanações desse princípio; não pesquisar se sua influência, maior ou menor, pode determinar a sede dos males é se assemelhar aos bárbaros habitantes de Éfeso.

'Se, entre nós, diziam eles, alguém vem exceler, ou encontrar uma nova arte, que este seja banido; que vá levar a outro lugar sua superioridade ou suas luzes'".

FIM

# Apêndice[1]

A esse testemunho de gratidão, associamos todos os bons Espíritos que vêm habitualmente ou eventualmente nos trazer o tributo de suas luzes: *João, Ev., Erasto, Lamennais, Georges, François-Nicolas-Madeleine, Santo Agostinho, Sonnet, Baluze, Viannet,* cura d'Ars, *Jean Raynaud, Delph. de Girardin, Mesmer* e aqueles que não tomam senão a qualificação de *Espírito.*

ALLAN KARDEC
(*Revista Espírita*, dez. 1864, "Sessão comemorativa na Sociedade Espírita".)

## Comunicações do Espírito Mesmer na *Revista Espírita*, de Allan Kardec

*Revista Espírita*, janeiro de 1864
"Médiuns curadores".

(...) Na Sociedade Espírita de Paris, na sessão de 18 de dezembro de 1863, um de nossos bons médiuns obteve espontaneamente, sobre este assunto, as seguintes mensagens:
"A vontade, existindo no homem em diferentes graus de

---

[1] Este apêndice não consta na obra original; é aqui incluído pelo tradutor, a fim de reunir as comunicações assinadas pelo Espírito Mesmer, recolhidas na *Revista Espírita*, sob a supervisão de Allan Kardec. Esse Espírito, como é informado no trecho inicial, comunicava-se eventualmente, em meio a outros eminentes, na Sociedade Espírita de Paris. Essas mensagens interessantes, que desenvolvem temas ligados ao magnetismo e ao espiritualismo, foram recebidas mediunicamente no período de 1863 a 1867. (N. T.)

desenvolvimento, serviu, em todas as épocas, seja para curar, seja para aliviar. É lastimável ser obrigado a constatar que ela foi também a fonte de muitos males, mas é uma das consequências do abuso que o ser frequentemente faz de seu livre arbítrio. A vontade desenvolve o fluido, seja animal, seja espiritual, pois, sabei-o todos agora, há vários gêneros de magnetismo, no número dos quais estão o magnetismo animal e o magnetismo espiritual, que pode, segundo a ocorrência, pedir apoio ao primeiro. Um outro gênero de magnetismo, muito mais poderoso ainda, é a prece que uma alma pura e desinteressada dirige a Deus.

A vontade foi, frequentemente, mal compreendida; em geral, aquele que magnetiza não pensa senão em desdobrar seu poder fluídico, senão em derramar seu próprio fluido sobre o paciente submetido aos seus cuidados, sem se ocupar se há ou não uma Providência que nisso se interessa tanto quanto e mais do que ele; agindo *só*, ele só pode obter o que sua força pode produzir; ao passo que nossos médiuns curadores começam por elevar sua alma a Deus e por reconhecer que, por si mesmos, não podem nada; fazem, por isso mesmo, um ato de humildade, de abnegação; então, confessando-se demasiado fracos por si mesmos, Deus, em sua solicitude, envia-lhes poderosos socorros que não pode obter o primeiro, uma vez que se julga suficiente para a obra empreendida. Deus recompensa sempre a humildade sincera elevando-a, ao passo que abaixa o orgulho. Esse socorro que ele envia são os bons Espíritos que vêm penetrar o médium de seu fluido benfazejo, que este transmite ao doente. Aliás, é por isso que o magnetismo empregado pelos médiuns curadores é tão poderoso e produz essas curas qualificadas de miraculosas, e que são devidas simplesmente à natureza do fluido derramado sobre o médium; ao passo que o magnetizador ordinário se esgota, frequentemente, em vão, ao fazer passes, o médium curador infiltra um fluido regenerador só pela imposição das mãos, graças ao concurso dos bons Espíritos; mas esse concurso não é concedido senão à fé sincera e à pureza de intenção."

MESMER (*Médium, Sr. Albert*).

*Revista Espírita*, outubro de 1864
"Transmissão do pensamento"

(...) Na Sociedade de Paris, um Espírito deu (...) a instrução seguinte:

(Sociedade Espírita de Paris, 8 de julho de 1864. – Médium, Sr. A. Didier.)

Os ignorantes, e deles há muitos, ficam cheios de dúvida e de inquietude quando ouvem falar de fenômenos espíritas. A crer neles, a face do mundo está transtornada, a intimidade do coração, dos sentimentos, a virgindade do pensamento são lançados através do mundo e entregues à mercê do primeiro que vem. O mundo, com efeito, seria singularmente mudado e a vida privada não teria mais abrigo atrás da personalidade de cada um, se todos os homens pudessem ler no espírito uns dos outros.

Um ignorante nos diz com muita ingenuidade: Mas a justiça, as perseguições de polícia, as operações comerciais, governamentais, poderiam ser consideravelmente revistas, corrigidas, esclarecidas etc., com a ajuda desses procedimentos. Os erros estão muito difundidos. A ignorância tem isto de particular, que ela faz esquecer completamente o objetivo das coisas para lançar o espírito inculto em uma série de incoerências.

Jesus tinha razão em dizer: "Meu reino não é deste mundo", o que significava também que, neste mundo, as coisas não se passam como em seu reino. O Espiritismo que, em tudo e por tudo, é o espiritualismo do cristianismo, pode igualmente dizer aos ambiciosos e aos terroristas ignorantes, que seu grande objetivo não é dar pedaços de ouro a um, entregar a consciência de um ser fraco à vontade de um ser mais forte, e ligar juntas a força e a fraqueza em um duelo eternamente inevitável e próximo; não. Se o Espiritismo proporciona gozos, são os da calma, da esperança e da fé; se ele adverte, algumas vezes, por pressentimentos, ou pela visão adormecida ou desperta, é que os Espíritos sabem perfeitamente que um fato auxiliador e particular não transtornará a superfície do globo. De resto, se se observa a marcha dos fenômenos, o mal aí tem uma parte muito mínima. A ciência funesta parece relegada aos alfarrábios dos velhos alquimistas, e se Cagliostro retornasse, não estaria, certamente, armado da vareta mágica ou do frasco encantado que ele aparecia, mas com seu poder elétrico, comunicativo, espiritualista e sonambúlico, poder que todo ser superior possui em si mesmo e que toca, ao mesmo tempo, o coração e o cérebro.

A adivinhação era o maior dom de Jesus, como eu o dizia ultimamente (o Espírito faz alusão a uma outra comunicação). Estando destinados a se tornar superiores, como Espíritos, peçamos a Deus uma parte dos raios que ele concedeu a certos seres privilegiados, que me concedeu a mim mesmo e que eu teria podido distribuir mais santamente.

MESMER.

Revista Espírita, maio de 1865<br>
"Imigração de Espíritos superiores sobre a Terra"

(Sociedade Espírita de Paris, 7 de outubro de 1864. – Médium, Sr. Delanne.)

Eu vos falarei esta noite das imigrações de Espíritos avançados que vêm se encarnar sobre vossa Terra. Já esses novos mensageiros retomaram o bastão de peregrino; já se espalham por milhares sobre vosso globo; por toda parte, estão dispostos pelos Espíritos que dirigem o movimento da transformação por grupos, por séries. Já a Terra estremece de sentir em seu seio aqueles que ela viu outrora fazer passagens através de sua humanidade nascente. Ela se regozija de recebê-los, pois pressente que eles vêm para conduzi-la à perfeição, tornando-se os guias dos Espíritos ordinários que têm necessidade de ser encorajados por bons exemplos.

Sim, grandes mensageiros estão entre vós; são eles que se tornarão os sustentos da geração futura. À medida que o Espiritismo vai se engrandecer e se desenvolver, Espíritos de uma ordem cada vez mais elevada virão sustentar a obra, na razão das necessidades da causa. Por toda parte, Deus repartiu sustentos para a doutrina; eles surgirão em tempo e lugar. Por isso, sabei esperar com firmeza e confiança; tudo o que foi predito acontecerá, como o diz o santo livro, até um *iota*. Se a transição atual, como vem de dizê-lo o mestre, levantou as paixões e fez surgir a liga dos Espíritos encarnados e desencarnados, ela também despertou o desejo ardente, entre uma multidão de Espíritos de uma posição superior nos mundos dos turbilhões solares, de vir de novo servir aos desígnios de Deus para esse grande acontecimento.

Eis porque eu dizia agora há pouco que a imigração de Espíritos superiores se operava sobre vossa Terra para ativar a marcha ascendente de vossa humanidade. Redobrai, portanto, de coragem, de zelo, de fervor pela causa sagrada. Sabei-o, nada deterá a marcha progressiva do Espiritismo, pois poderosos protetores continuarão vossa obra.

Mesmer.

---

*Revista Espírita*, maio de 1865
"Sobre as criações fluídicas"

(Sociedade de Paris, 14 de outubro de 1864. – Médium, Sr. Delanne.)

Eu disse brevemente algumas palavras sobre os grandes mensageiros enviados entre vós para realizar sua missão de progresso intelectual e moral sobre vosso globo.

Se, nessa ordem, o movimento se desenvolve e toma proporções que vós notais a cada dia, realiza-se um outro, não somente no mundo dos Espíritos que deixaram a matéria, mas também importante na ordem material; quero falar das leis de depuração fluídica.

O homem deve não somente elevar sua alma pela prática da virtude, mas deve também depurar a matéria. Cada indústria fornece seu contingente a esse trabalho, pois cada indústria produz misturas de toda espécie; essas espécies desprendem fluidos que, mais depurados, vão se juntar na atmosfera a fluidos similares que se tornam úteis às manifestações dos Espíritos de que faláveis agora há pouco.

Sim, os objetos procriados instantaneamente pela vontade, que é o mais rico dom do Espírito, são hauridos nos fluidos semi-materiais, análogos à constituição semi-material do corpo chamado perispírito, dos habitantes da erraticidade. Eis porque, com esses elementos, ele podem criar objetos segundo seu desejo.

O mundo dos invisíveis é como o vosso; em lugar de ser material e grosseiro, é fluídico, etéreo, da natureza do perispírito, que é o verdadeiro corpo do Espírito, haurido nesses meios moleculares, como o vosso se forma de coisas mais palpáveis, tangíveis, materiais.

O mundo dos Espíritos não é o reflexo do vosso; é o vosso que é uma grosseira e bem imperfeita imagem do reino de além-túmulo.

As relações desses dois mundos existiram sempre. Mas, hoje, o momento é chegado em que todas essas afinidades vão vos ser desveladas, demonstradas e tornadas palpáveis.

Quando vós compreenderdes as leis das relações entre os seres fluídicos e aqueles que conheceis, a lei de Deus estará perto de ser posta em execução; pois cada encarnado compreenderá sua imortalidade e, desse dia, ele se tornará não somente um ardente trabalhador na grande causa, mas ainda um digno servidor de suas obras.

MESMER.
ALLAN KARDEC.

---

*Revista Espírita*, março de 1867
"Comunicação coletiva"

(Sociedade de Paris, 1° de novembro de 1866.
Médium Sr. Bertrand.)

(...)

A medicina faz o que fazem os lagostins assustados;

Dr. DEMEURE.

Porque o magnetismo progride e, progredindo, esmaga a medicina atual para substituí-la proximamente.

MESMER.

(...)

# Índice analítico
## das
## Memórias e Aforismos de Mesmer

### Primeira memória

Doutrina do magnetismo animal
Considerações sobre as propriedades do ímã
Tratamento magnético da senhorita Oesterline atacada de convulsões
Perseguições experimentadas por Mesmer, por causa de sua descoberta
Experiências sobre o magnetismo, feitas por Ingenhousze
Tratamento magnético de Sr. Bauer, afetado de uma oftalmia
Carta explicativa endereçada à maior parte das Academias de Ciências
Viagem de Mesmer à Suábia e à Suíça
Durante sua estada em Munique, Mesmer faz experiências magnéticas diante do Eleitor da Baviera
Tratamento magnético de Sr. d'Osterwald, atingido de uma gota serena imperfeita, com paralisia dos membros
Retorno de Mesmer a Viena
Tratamento das senhoritas Zwelferine e Ossine
Relação do tratamento da senhorita Paradis, afetada de uma gota serena, de convulsões, de melancolia e de obstruções no baço e no fígado
Perseguições de Mesmer na ocasião dessa cura
Tratamento da senhorita Wipior
Chegada de Mesmer a Paris
Tratamentos diversos empreendidos por Mesmer
As vinte e sete proposições de Mesmer sobre seu sistema

# Segunda memória

Percepção das opiniões dos séculos precedentes, relativamente aos *espíritos*, aos *demônios*, aos *arqueus* etc.
Noções de Física geral
Considerações sobre o sonambulismo provocado

## Aforismos

### Capítulo 1º – Dos princípios

1. Do princípio incriado, dos dois princípios criados
2. Da matéria elementar
3. Do movimento
4. Da matéria elementar da qual não se pode fazer uma ideia
5. De sua impenetrabilidade
6. Ela é indiferente a estar em movimento
7. Em movimento, ela constitui a fluidez, em repouso, a solidez, de que resulta uma combinação
8. De muitas partes da matéria em repouso
9. Ela está em um estado relativo do movimento ou do repouso
10. As relações são a fonte das variedades possíveis nas formas e nas propriedades
11. As quantidades aritméticas podem exprimir a ideia das diferentes combinações possíveis
12, 13, 14. Extensão do mesmo assunto
15. Os agregados formados de unidades da mesma espécie são a matéria homogênea
16. Das diferentes espécies resulta a matéria heterogênea
17. As combinações infinitas dão a ideia de todas as que são possíveis
18. A matéria é indiferente a todas as sortes de combinações, e sem propriedades
19. O corpo é o conjunto da matéria em combinação
20. Os corpos orgânicos são os resultados de novas combinações postas em ordens variadas
21. O corpo inorgânico é o resultado da ordem que sofreu a matéria combinada
22. O corpo inorgânico é uma distinção metafísica
23. A matéria elementar de todos os corpos é da mesma natureza
24. Da ideia do lugar

25. Extensão desse assunto
26. Os pontos imaginários dão a ideia do espaço
27. O movimento é a matéria ocupando sucessivamente diferentes pontos
28. Ele modifica a matéria
29. Ele é o efeito imediato da criação
30. Ele é entretido pela matéria chamada *fluido*
31. A matéria fluida em movimento dá a direção, a celeridade e o tom
32. O tom é o modo do movimento das partes entretidas em estado
33. A combinação e a dissolução são duas direções opostas
34. A fluidez perfeita depende da igualdade das direções opostas
35. A fluidez diminui ou aumenta em razão dessas direções
36. Da coesão, combinação ou da coesão primitiva
37. A matéria em repouso constitui a solidez
38. Da primeira impulsão do movimento
39. A matéria conserva o movimento que recebeu
40. Diferença de movimentos considerados
41. Das partes constitutivas da matéria fluida, combinadas ao infinito e suscetíveis de movimentos infinitos
42. Das propriedades dos corpos organizados
43. Da corrente dos fluidos
44. Das correntes chamadas *fileiras* por causa de suas subdivisões
45. Os interstícios da matéria são o resultado da combinação
46. A matéria sutil atravessa os interstícios das massas
47. O corpo obedece ao movimento do fluido que o rodeia
48. Ele é arrastado por uma corrente
49. Demonstração dessa proposição
50. As correntes entrantes ou saintes são a causa da atração ou da repulsão
51. Extensão do mesmo assunto
52. Não há correntes entrantes sem correntes saintes, considerando o pleno
53. Houve, no começo, uma soma de movimento imprimida à matéria
54. Da impressão primitiva desse movimento sobre os fluidos
55. Resultado dessa impressão
56. Demonstração figurada desse resultado
57. Explicação estendida dessa figura, tendendo a provar todas as direções das correntes
58. Soma do movimento aplicado às partes da matéria

Memórias e Aforismos de Mesmer 205

59. As combinações tomam suas fontes nas modificações dessas correntes
60. Os corpos flutuam nas correntes da matéria sutil
61. A coesão é o resultado de direções opostas
62. Da aceleração das correntes pela reunião de fileiras vizinhas
63. Os corpos sólidos aceleram as correntes
64. As fileiras guardam, às vezes, suas primitivas direções
65. Da atração ou fenômeno do ímã
66. Da repulsão
67. Quando uma corrente entra em um corpo, deve sair uma mais fraca, mas simultânea
68. A marcha dos corpos celestes explicada
69. Uma molécula grosseira é tornada por acaso o centro de uma corrente particular
70. Extensão dessa proposição
71. As esferas são o resultado de uma ação igual da periferia para o centro
72. A diferença de massas dependeu do acaso das combinações
73. Extensão dessa asserção
74. Do movimento de rotação da matéria
75. Extensão desse assunto
76. Tendência recíproca dos corpos celestes
77. Do fluxo e do refluxo
78. Da influência entre os corpos celestes
79. Conclusão sobre essa lei constante da natureza
80. O *magnetismo* é o resultado da influência recíproca e das relações que têm todos os corpos coexistentes

### Capítulo II – Da coesão

81. Da coesão
82. Causa da coesão
83. Efeito da coesão
84. Da resistência
85. Da resistência total
86. Coesões variadas
87. A matéria resistente é invariável
88. Da cessação da coesão

## Capítulo III - Da elasticidade

89. Definição da elasticidade
90. Propriedade da elasticidade dos corpos
91. Divisões concernentes à elasticidade dos corpos
92. Do corpo elástico comprimido
93. Extensão desse assunto
94. Dos corpos não elásticos
95. Solução da coesão
96. Efeitos da coesão
97. Os esforços dão uma outra direção às partes constitutivas, sem dissolvê-las

## Capítulo IV - Da gravidade

98. Da tendência entre os corpos coexistentes
99. As causas são as correntes circundantes dos corpos
100. Conclusão sobre a gravitação dos corpos
101. Sistema sobre a ação de uma corrente geral
102. Extensão desse sistema
103. Dos diferentes leitos que compõem o globo
104. Da força motriz aplicada
105. Da celeridade das correntes aumentada nas proximidades da Terra
106. Da gravitação da Terra para os corpos pesados
107. Cessação da gravidade
108. A gravidade cessa aproximando do centro da Terra
109. Gravidade dos corpos aumentada ou diminuída pelas águas
110. Das causas da gravidade
111. A solidez da Terra aumentada a uma certa profundidade

## Capítulo V - Do fogo

112. Há duas direções do movimento
113. Do fogo, como causa da dissolução
114. Ideia da chama ou da luz, relativamente aos nossos sentidos
115. Ideia do calor
116. Conclusão sobre o estado do fogo, relativo à diminuição da coesão
117. Da matéria flogística
118. Da combustibilidade

## Capítulo VI – Do fluxo e do refluxo

119. A causa da gravidade dos corpos é a de suas propriedades
120. Do movimento de rotação
121. Da superfície do globo
122. Efeito da falta de gravidade
123. Os chamados *fluxo* e *refluxo*
124. Variação de suas causas e de seus efeitos
125. Da "intensão" e da remissão, que aumenta ou diminui a coesão, a gravidade, a elasticidade, a eletricidade, o magnetismo e a irritabilidade
126. Os equinócios os aumentam
127. Primeira prova
128. Segunda prova
129. Modificação do fluxo e refluxo
130. Outra causa especial do fluxo e refluxo
131. Existem oito sortes de fluxo e refluxo

## Capítulo VII – Da eletricidade

132. Efeito dividido da eletricidade
133. Extensão desse assunto
134. Correntes entrantes e saintes observadas na eletricidade

## Capítulo VIII – Do fluxo e do refluxo

135. Considerações sobre a conservação do homem
136. Extensão desse assunto
137. Da reparação alimentar necessária a cada indivíduo
138. Da reparação do movimento pelo sono
139. O homem tem duas sortes de refeições
140. Do homem no estado de sono
141. As correntes universais reparam durante o sono
142. Da gravidade da corrente magnética, como correntes universais
143. A vigília é determinada pela plenitude do reservatório do movimento
144. Da criança
145. De sua expulsão pelo parto
146. Do homem em estado de saúde
147. Do estado da harmonia
148. A harmonia perturbada é a doença
149. Não há senão uma harmonia ou uma saúde

150. A linha reta representa a saúde
151. A doença é sua aberração
152. Do remédio
153. Um princípio constitui, restabelece e entretém a harmonia
154. Da origem do homem pelo movimento
155. Esse movimento é o princípio vital
156. É ele que entretém as funções
157. Das vísceras do homem
158. Do princípio vital
159. O que se chama *magnetismo*
160. Do homem penetrado pelas correntes universais
161. Das correntes entrantes e saintes pelas partes eminentes
162. Dos polos magnéticos
163. Determinação dos polos
164. Do centro que separa dois polos
165. As correntes podem ser propagadas a distâncias consideráveis
166. As pontas são boas condutoras
167. Definição de condutores
168. Propriedade das correntes
169. Da propagação das correntes
170. As correntes podem ser reforçadas
171. Primeiro meio
172. Segundo meio
173. Terceiro meio
174. A intensidade das correntes aumentada
175. Correntes refletidas pelos espelhos

### Capítulo XI – Das sensações

176. Definição da sensação
177. A sensação é o resultado das impressões
178. Do pensamento
179. Causa da mudança do pensamento
180. A sensação é a percepção da diferença
181. As sensações são inumeráveis
182. Os nervos são os órgãos dos sentidos
183. Dos diferentes órgãos dos sentidos
184. Da possibilidade dos pressentimentos
185. Questão a resolver sobre as afecções que podem nos ocasionar os seres colocados em linhas curvas ou oblíquas
186. A mais forte sensação apaga a mais fraca

Memórias e Aforismos de Mesmer

187. Não sentimos o objeto tal como ele é
188. O que são nossas sensações
189. Conclusão sobre as sensações

### Capítulo X – Do instinto

190. Definição do instinto
191. Os animais são dele dotados
192. Da vida relativamente ao instinto
193. Comparação
194. Esse instinto é o efeito da ordem da harmonia
195. Do homem insensível ao instinto
196. Do homem que se serve do que ele chama a *razão*
197. O instinto é natural, a razão é factícia
198. A vida do homem é uma parte do movimento universal
199. A morte é o repouso
200. Do desenvolvimento dos corpos orgânicos
201. O homem chegado ao ponto de equilíbrio que existe entre o movimento e o repouso deve começar a morrer
202. Essa progressão pode ser perturbada em suas proporções
203. Se ela não é, o homem termina sem ter estado doente, *e vice versa*. Distinções detalhadas
204. Restabelecendo as vísceras em suas funções, estabelece-se a harmonia geral do corpo. O esforço da natureza sobre elas se chama *crise*

### Capítulo XI – Da doença

205. Dos sintomas sintomáticos considerados como efeitos da aberração da harmonia
206. Distinção dos efeitos produzidos pela causa da doença, ou pelos esforços da natureza
207. Importância dessa distinção
208. Efeitos das causas das doenças
209. Remediam-se os efeitos da remissão aumentando a irritabilidade, a elasticidade, a fluidez e o movimento
210. Um corpo em harmonia é insensível aos efeitos do magnetismo, *e vice versa*
211. O *critério* da cura é a insensibilidade do magnetismo
212. As dores aumentam frequentemente pela aplicação do magnetismo

213. A ação do magnetismo detém a aberração
214. A aplicação do magnetismo faz cessar os sintomas
215. Ele aumenta os sintomas críticos
216. Por esses efeitos diversos se distinguem os diferentes sintomas
217. Eles se desenvolvem pela ordem inversa da formação da doença
218. A doença decresce como ela se acresceu
219. Não há cura sem crises
220. As crises oferecem três épocas principais

## Capítulo XII – Da educação

221. Considerações do homem
222. O homem deve viver em sociedade
223. Definição da educação
224. Conclusão sobre a regra da educação
225. A educação começa com a existência
226. Da perfeição dos órgãos dos sentidos
227. Da perfeição do movimento
228. O desenvolvimento do homem é um progresso da educação
229. Primeira regra da educação
230. Segunda regra
231. A criança deve encontrar a ordem na qual ela deve se instruir, desenvolver-se e se formar
232. O homem se comunica com seus semelhantes de duas maneiras
233. Meios que se empregam para comunicar suas ideias aos outros homens
234. A língua natural é a fisionomia etc.
235. Da língua de convenção

## Capítulo XIII – Teoria dos procedimentos

236. Resumo da teoria do sistema geral
237. Gravitação particular e recíproca das partes constitutivas da Terra para o todo etc.
238. Da posição respectiva de dois seres agindo um sobre o outro
239. Consideração do homem dividido em dois para conceber a oposição dos polos
240. A ação do magnetismo animal pode ser reforçada ou propagada por corpos animados ou inanimados; denominação dos corpos que a isso são próprios

Memórias e Aforismos de Mesmer 211

# Capítulo XIV – Observações sobre as doenças nervosas e sobre a extensão dos sentidos e das propriedades do corpo humano

241. Da irritabilidade exagerada
242. Variedade inumerável de suas doenças
243. Primeira divisão desses assuntos
244. Segunda divisão
245. Terceira divisão
246. Os fenômenos são numerosos para o observador
247. Somos dependentes dos seres que nos circundam
248. A extensão das faculdades de nossos órgãos é consideravelmente aumentada pela irritabilidade
249. Os princípios estabelecidos são necessários para conceber a sequência
250. Da faculdade de sentir uma impressão
251. Demonstração da ação de um objeto exterior sobre nossos órgãos
252. Dos limites da extensão dos sentidos
253. Elogio da filosofia
254. De Descartes, Galileu, Newton, Kepler e Buffon
255. A extensão das faculdades de cada sentido poderia ser levada mais longe do que as lunetas levaram a extensão da vista
256. Não julgamos nada senão pelo concurso de impressões combinadas
257. Restituição suposta dos sentidos a um imbecil
258. Reflexão sobre as impressões leves em relação ao nosso estado habitual
259. As doenças nervosas tornam essas impressões infinitamente mais vivas
260. Os doentes se familiarizam pouco a pouco com essas impressões
261. As pessoas sujeitas às crises perdem quase sempre a memória das impressões que as afetam nesse estado
262. Esses fatos só parecem exagerados àqueles que não observaram
263. Possibilidade de obter uma conta exata das sensações que experimentam as pessoas em crises
264. Dos diversos fenômenos notados nas pessoas em crises
265. Da propriedade penetrante que têm os olhos em um estado de crise
266. Experiências numerosas
267. Detalhes de observações

268. Sequência e reflexões sobre essas observações
269. Pólos do corpo humano percebidos luminosos
270. Observações sobre esse fato
271. Verificação curiosa dos princípios
272. Reflexão
273. Experiência
274. Experiência
275. Observações sobre a irritabilidade exagerada
276. Vasto campo de observações
277. Reflexões
278. Projeto de instrução
279. Fenômenos que oferecem as pessoas em crises
280. Observação sobre o som
281. Observação sobre o gosto
282. Relação das sensações de uma pessoa muito irritável sobre a degustação de uma pequena crosta de pão, do tamanho da cabeça de um alfinete
283. Das sensações do olfato comparadas às do gosto
284 Do tato

### Capítulo XV – Procedimentos do magnetismo animal

285. Tudo se toca no universo por meio de um fluido universal
286. Necessidade das correntes entrantes e saintes
287. Vários meios detalhadíssimos de fortalecê-las sobre o homem, colocando-se em harmonia com ele etc., indicação das doenças e de suas sedes
288. Meio de levar a doença a uma crise salutar, com detalhes
289. A sede ordinária das doenças está nas vísceras do baixo ventre
290. Razão determinante de tocar primeiro essas vísceras
291. Toca-se com o polegar e o indicador ou com a palma da mão etc.
292. Toca-se imediatamente e vantajosamente com varetas de vidro etc.; a vareta imantada tem mais ação, mas ela tem seus inconvenientes
293. É bom opor um polo ao outro
294. Há mais vantagem de tocar em face etc.
295. Magnetiza-se uma bacia como um banho, mergulhando um corpo condutor etc.; meios detalhados
296. Meios detalhadíssimos de compor as tinas arranjando nelas garrafas em raios
297. Outros meios de fazer tinas sem água e de empregá-las etc.

Memórias e Aforismos de Mesmer     213

298. Meios de formar cadeias
299. Das caixas mágicas ou magnéticas para aqueles que não podem ir ao tratamento, as quais se colocam sob um leito.
300. Das tinas de família cujas garrafas são cheias de água ou de vidro
301. Quanto mais a matéria que enche as garrafas é densa, como o mercúrio, mas elas são ativas
302. Há muitos meios de aumentar a atividade das correntes
303. O magnetismo, a uma certa distância, produz mais efeitos conforme é aplicado imediatamente
304. As árvores são os melhores condensadores do magnetismo animal, depois do homem etc., meio muito entendido de magnetizar as árvores, para nelas estabelecer um tratamento
305. Meio de magnetizar uma garrafa, um vidro, uma taça, e de apresentar a bebida, que muda então de sabor para os doentes
306. Uma flor se magnetiza pelo toque feito com princípios
307. Meio de magnetizar uma banheira, com os dedos, a vareta ou a bengala
308. Projeto de acrescentar à tina um vidro cilíndrico, comunicando-se com o lado de fora do apartamento

## Capítulo XVI – Noções gerais sobre o tratamento magnético

309. Não há senão uma doença e um remédio; da doença e do remédio. Os remédios são contrários ou inúteis
310. Recorrem-se ao emético e aos purgativos, porque o fluido magnético não age sobre os corpos estranhos fora do sistema vasculoso
311. Magnésia ordenada contra os ácidos, creme de tártaro solúvel, contra os álcalis dominantes
312. Razão de que se engajem os doentes a tomar a nutrição
313. O tabaco, o vinho, os licores, o café e os alimentos quentes são interditos
314. Citação do tratamento do Sr. Marquês de Tissard
315. Tratamento da epilepsia e da catalepsia
316. Da apoplexia
317. Das doenças de ouvidos
318. Das doenças dos olhos
319. Da tinha
320. Dos tumores de toda espécie. As úlceras tratadas com sucesso pelas loções de água magnetizada

321. Das doenças cutâneas e internas
322. Dos males de cabeça
323. Dos males de dentes
324. Da lepra
325. Da dificuldade da fala
326. Dos males de garganta e da congestão
327. Da enxaqueca
328. Da asma, da opressão e de outras afecções do peito
329. Do íncubo
330. Das dores, dos ingurgitamentos, das obstruções do estômago, do fígado, do baço e de outras vísceras
331. Das cólicas, da vomição, do eretismo, das dores de intestinos e de todas as partes do baixo ventre; precauções a tomar nesses casos
332. Das doenças de matriz
333. Não há cura sem crises; razões dessa asserção
334. As crises são mais ou menos salutares
335. Das crises naturais
336. Das crises menos evidentes
337. O magnetismo ajuda as crises insuficientes da natureza
338. A tina, o ferro, a corda e a cadeia dão crises
339. Raramente uma crise natural não é salutar
340. O doente cai frequentemente em catalepsia por crises naturais ou artificiais, mas sem perigo
341. Razões dos perigos das crises mais fortes
342. Sequência das crises violentas em um sujeito que a elas é disposto
343. Da vantagem e do abuso das crises
344. O direito de tirar um partido vantajoso das crises pertence ao médico observador e penetrado da doutrina do magnetismo animal

## Carta de um médico, aluno de Mesmer, para fazer sequência aos *Aforismos*

Magnetizações pelo toque nas doenças em geral
Magnetização sobre uma pessoa sentada
    — para um paralítico
    — nas crises
Manejos que exige a cabeça nas magnetizações
Magnetização para provocar a expectoração

Magnetização em uma obstrução de mesentério
Maneira de aumentar a ação magnética por diversos objetos magnetizados
Observações curiosas sobre os efeitos magnéticos
Observações sobre os efeitos dos corpos refletores
Da união simpática dos magnetizados
Método para dirigir as crises
Necessidade da intenção da parte do magnetizador
Do órgão da vista nas magnetizações
Magnetização a distância
Magnetização sem ser visto, com a ajuda de corpos refletores
Ação magnética aumentada pelo ar e o som
Diferença entre os efeitos magnéticos e as comoções do medo, da surpresa etc.
Ação magnética aumentada pela eletricidade
Experiências de Sr. Carra sobre o magnetismo animal
Magnetização com a ajuda de corpos densos e pesados sobre a região doente

## Procedimentos de Sr. D'Eslon

### [Apêndice]

Sessão comemorativa na Sociedade de Paris (*Revista Espírita*, dez. 1864)

### Comunicações do Espírito Mesmer

"Médiuns curadores" (*Revista Espírita*, jan. 1864)
"Transmissão do pensamento" (*Revista Espírita*, out. 1864)
"Imigração de Espíritos superiores sobre a Terra" (*Revista Espírita*, mai. 1865)
"Sobre as criações fluídicas" (*Revista Espírita*, mai. 1865)
"Comunicação coletiva", excertos (*Revista Espírita*, mar. 1867)

---

MEMÓRIAS E AFORISMOS DE MESMER
foi confeccionado em impressão digital, em dezembro de 2023
Conhecimento Editorial Ltda
(19) 3451-5440 — conhecimento@edconhecimento.com.br
Impresso em Luxcream 80g – StoraEnso